Martine Arens

Du bonheur d'être Nivernais

Guide du bonheur

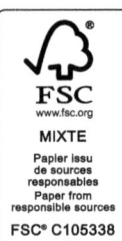

© 2013, Martine Arens
Edition : BoD - Books on Demand
12/14 rond-point des Champs Elysées
75008 Paris
Imprimé par Books on Demand GmbH,
Norderstedt, Allemagne
ISBN : 9782322030071
Dépôt légal : Avril 2013

> *Est-il nécessaire d'avoir fait l'expérience du bonheur pour pouvoir en parler ou, du moins, y réfléchir ? A cette question il nous serait bien difficile de répondre. On peut toutefois avancer qu'avant d'éprouver le bonheur, il faut bien s'en être fait une idée préalable, pour l'identifier comme tel au moment où il apparaît.*
> Olivia Benhamou, *Le Bonheur.*

A ceux et celles qui recherchent le bonheur… désespérément

Introduction

« Les hommes meurent et ils ne sont pas heureux » écrit Albert Camus dans *Caligula*. Cette phrase d'un écrivain et penseur hors-pair m'a longtemps obsédée. Beaucoup de personnes n'ont pas le bonheur qu'elles méritent. Mais le bonheur se mérite t-il ? Faut-il que tous les hommes soient heureux ? Autant de questions auxquelles nous aimerions trouver des réponses.

Le bonheur ? N'est-ce pas là un sujet dépassé qui nous renvoie à la tradition grecque et à l'époque d'Aristote ? Cependant le thème est trop sérieux pour concerner uniquement les philosophes et la philosophie. Le bonheur nous concerne tous.

Beaucoup de personnes ont tout pour être heureuses, mais elles ne le sont pas. Je m'interroge sur cette incapacité des hommes à être heureux. J'ai rencontré, il y a une dizaine d'années, un brillant médecin qui était aussi un époux aimant, un père de famille comblé, jouissant d'une bonne santé, ayant des revenus plus que confortables ainsi qu'une belle carrière. A l'occasion d'un nouvel An, je me souviens avoir rédigé une carte de vœux à son intention : « Que l'année qui commence vous apporte le bonheur que vous méritez ! » J'avais perçu, chez cette personne que j'admirais tant, une carence de bonheur. Beaucoup de gens sont comblés par la vie, mais n'ont pas cette étincelle intérieure que l'on appelle communément le bonheur.

Nous pourrions remplir des bibliothèques seulement avec les ouvrages qui concernent le bonheur, mais qu'est-ce que les livres nous ont apporté de plus que nous ne sachions déjà ? On n'écrit pas pour écrire, on ne publie pas pour publier, mais pour apporter un éclairage nouveau sur un sujet.

Les réponses aux nombreuses questions que chacun de nous se pose sur le bonheur, nous sommes allés les chercher auprès d'hommes et de femmes, originaires de la Nièvre pour la plupart. Ces personnes, amis intimes ou simples connaissances, sont de toute condition et de tout âge. Avec beaucoup de gentillesse, elles ont accepté de participer à notre étude et de nous confier leurs secrets du bonheur après avoir été informées du but de notre étude.
Le nom des personnes interrogées a été changé afin de garantir l'anonymat. A chaque participant, deux questions furent posées : qu'est-ce qui vous apporte le bonheur ? En quoi votre activité (ou votre relation aux autres ou votre spiritualité, selon le cas) participe t-elle à votre bonheur ?

Cet ouvrage se présente donc comme une véritable anthologie pluridisciplinaire car il lie la littérature, la philosophie, la psychanalyse, la psychologie, les méthodes de développement personnel et la sagesse de tout un chacun.

Dans ce livre, le lecteur pourra puiser des réponses, peut-être des solutions, des pistes de réflexion ou des conseils pour mieux vivre et surtout pour être plus heureux.

Une définition impossible

Etymologiquement, le bonheur est un bon présage. Le terme est défini comme une chance, une fortune, un succès, une félicité ou encore un état de satisfaction. Si l'on en croit Sénèque, philosophe stoïcien, le bonheur est une forme de contentement.
Voltaire lui-même peinait à donner une définition claire : « Le bonheur est une idée abstraite composée de quelques sensations de plaisir. » (André Versaille, *Dictionnaire de la pensée de Voltaire par*

lui-même). Le philosophe finit par trancher dans son *Dictionnaire philosophique* en affirmant que « le bonheur n'est pas fait pour ce globe détraqué ! »

Jules Renard, dans son *Journal*, écrit que « le bonheur, c'est d'être heureux ; ce n'est pas de faire croire aux autres qu'on l'est ! »

Selon Jean d'Ormesson, le bonheur est un concept qui n'a pas sa place parmi les valeurs de la noblesse française et le philosophe définit ce dernier comme un leurre, un espoir trompeur. Selon l'auteur, il importe, dans son milieu social, de faire son devoir, de perpétuer une tradition et des valeurs familiales.

Emile Ajar (*La vie devant soi*) remporte la palme en définissant le bonheur comme « une peau de vache [à qui] il faudrait apprendre à vivre ! »

Francesco et Luca Cavalli-Sforza, *La science du bonheur*
Nous ne voulons pas définir le bonheur, parce que toute définition formelle nous semblerait réductrice.

Georges Hourdin, *Le Bonheur*
Depuis longtemps, je suis possédé par une soif violente de savoir ce que l'on trouve si l'on gratte la surface de ce mot hasardeux.

Jean-Marie Boisvert, Madeleine Beaudry, *S'affirmer et communiquer*
Mais, qu'est-ce que le bonheur et comment l'atteindre ? A travers les âges, chaque peuple a présenté sa conception du bonheur. On a parlé de « sentiment de bien-être permanent » ou de « grande satisfaction ». Cependant, le bonheur demeure une expérience personnelle difficile à définir.

Ecoutons le témoignage de Paul, professeur de philosophie :
Le bonheur n'est pas le désir. Le désir est la valorisation subjective que l'on fait d'un objet ou d'un état, qui s'accompagne de la perception objective d'un manque (d'où l'état d'insatisfaction) et qui induit une recherche active pour réduire cette carence, parfois réduite à une satisfaction symbolique.

La recherche du bonheur est universelle

Les philosophes de l'Antiquité considéraient le bonheur comme le but ultime de la philosophie : Aristote, Epicure, Epictète et Sénèque ont eu cette préoccupation. Et il en fut de même durant des siècles et surtout au XVIIème.

Aussi, les *Pensées* peuvent être lues comme une réflexion sur le bonheur. L'homme, selon Pascal, est incapable de rester en tête-à-tête avec lui-même. De plus, ce dernier a une peur viscérale de la mort et n'a qu'une idée : remplir sa vie, fuir sa condition dans le divertissement. Seulement, l'homme n'en retire pas un bonheur véritable et demeure malheureux en dépit de ses efforts. Seule, une vie spirituelle intense est capable, selon Pascal, d'offrir un bonheur durable à l'homme.

Pascal, *Pensées*
> *L'homme, quelque plein de tristesse qu'il soit, si on peut gagner sur lui de le faire entrer en quelque divertissement, le voilà heureux pendant ce temps-là. Et l'homme, quelque heureux qu'il soit, s'il n'est diverti et occupé par quelque passion ou quelque amusement qui empêche l'ennui de se répandre, sera bientôt chagrin et malheureux. Sans divertissement il n'y a point de joie. Avec le divertissement il n'y a point de tristesse.*

Catherine Barry, *Paroles du Dalaï Lama aux femmes*
> *Le but de la vie est d'être heureux. Tout être humain aspire au bonheur dès sa naissance. Nous recherchons tous le contentement véritable du plus profond de notre être. C'est cela qui nous pousse à découvrir ce qui nous apportera le bonheur à son degré le plus haut et de manière durable, et à souhaiter nous libérer de la souffrance.*

Paul, professeur de philosophie :
Le bonheur est l'objet d'un certain consensus, il est essentiel et difficile à définir. Sa définition est très évanescente ; tout le monde n'a pas la même conception du bonheur et c'est difficile de valoriser quelque chose qui n'est pas définissable. Selon Kant, le bonheur est un idéal de l'imagination. Pour les stoïciens, tout est dans la volonté, mais le bonheur est souvent donné à ceux qui pensent à autre chose : vous serez d'autant plus heureux que vous penserez à autre chose qu'à vous-même.

Un bonheur pour chacun

Si le bonheur semble si difficile à définir, c'est parce qu'il est différent pour chacun ; il existe peut-être autant de définitions du terme que d'individus. Le bonheur est finalement une question très personnelle.

Selon Aristote, dans *Ethique à Nicomaque*, tout désir vise un seul but : le bonheur et ce dernier peut revêtir plusieurs formes. Le malade place son bonheur dans la santé, le pauvre dans la richesse et l'inconnu dans la gloire.

Pour le psychologue, Jean Gameau, le bonheur dépendrait de « la satisfaction de nos besoins les plus importants », or ces besoins sont changeants. C'est la satisfaction par rapport à nous-mêmes qui est déterminante : le sentiment d'avoir accompli quelque chose qu'on considère comme valable, important et à la hauteur de nos capacités. Chaque personne, selon ses aptitudes particulières, a besoin de réalisations différentes pour arriver à son bonheur.

Marc Aurèle, *Pensées pour moi-même*
 Le plaisir de l'un n'est pas le plaisir de l'autre.

Diderot, *Le Neveu de Rameau*
 Vous croyez que le même bonheur est fait pour tous.

Catherine Bensaid, *Aime-toi, la vie t'aimera*
> La famille, la société ensuite apportent des désirs préfabriqués, des plaisirs-modes d'emploi, et nous avons l'illusion à condition de nous y conformer d'y trouver là avec certitude ce qui fera notre bonheur. Nous devons être vigilants pour ne pas nous laisser fasciner par des mirages dénués de toute réalité, pour ne pas nous laisser séduire par une apparence de bonheur.

Francesco et Luca Cavalli-Sforza, *La science du bonheur*
> Qu'est-ce qui nous rend heureux ? Beaucoup soutiendront, et avec d'excellentes raisons, qu'il n'est pas possible de répondre pour tout le monde, parce que chacun a une vision strictement personnelle du bonheur. (…) Le bonheur est un secret qu'on ne peut trouver que par ses propres forces. (…) Nous ne voyons pas pourquoi le bonheur devrait être le même pour tout le monde. Puisqu'on l'a toujours décrit comme un bien aussi personnel et d'un si grand prix, on se prend à rêver qu'il sera pour chacun quelque chose de différent, de spécial, de délicieusement singulier.

Luc Prioref, *Le Bonheur*
> Ce qui fera le bonheur de l'un fera peut-être le malheur de l'autre.

Paul, professeur de philosophie :
Il y a une valorisation universelle du bonheur ; il est recherché tout naturellement. Ceci renvoie à Pascal : même le suicidé y trouve son bonheur. Inversement, la définition du bonheur n'est pas universelle. Nous pouvons donner l'exemple de la solitude qui est différente de l'isolement (sentiment d'abandon). Le malade qui attend désespérément la visite ou la lettre qu'il ne reçoit pas a une carence relationnelle. Mais la solitude n'est pas une épreuve pour le solitaire qui la cherche pour se recueillir ou se reposer. Elle peut être nécessaire à l'homme sociable. Même constat pour le bonheur qui paraît à tous essentiel et revêt pour chacun des applications différentes. Le bonheur des uns fait le malheur des autres.

Si l'aspiration au bonheur semble universelle, ses représentations peuvent prendre bien des visages différents. Pour certains, le bonheur se confond avec le plaisir et pour d'autres, il est incarné par la sagesse.

Les différents visages du bonheur

Une confusion entre le bonheur et le plaisir

Si le bonheur nous semble parfois impossible, c'est parce que notre société confond très souvent le bonheur avec le plaisir et ce, depuis la nuit des temps. Toute langue devrait, à l'instar du latin, disposer d'au moins deux termes pour définir le bonheur : le premier désignerait le bonheur festif, celui des sens, le second évoquerait le bonheur véritable, un état durable.

Marcel Proust, *A la recherche du temps perdu*
Et bientôt, machinalement, accablé par la morne journée et la perspective d'un triste lendemain, je portai à mes lèvres une cuillerée du thé où j'avais laissé s'amollir un morceau de madeleine. Mais à l'instant même où la gorgée mêlée des miettes du gâteau toucha mon palais, je tressaillis, attentif à ce qui se passait d'extraordinaire en moi. Un plaisir délicieux m'avait envahi, isolé, sans la notion de sa cause.

Capucine, journaliste :
Pour être heureux, il faut prendre soin de soi. Attention, quand je dis cela, je ne suis pas en train de tomber dans un discours simpliste. Se faire plaisir signifie que l'on est capable d'écouter ses envies, d'en prendre conscience et de leur accorder de l'importance. Et ça, c'est essentiel pour être en harmonie avec soi-même. S'accorder chaque jour un petit moment pour soi me semble important : un bain chaud, un bon café, manger ses chocolats préférés, regarder un film ou rire

avec ses enfants. Le bonheur ne tient pas à grand-chose. Pour d'autres, le bonheur, ce sera de faire la sieste sous la véranda ou de manger des tripes à la provençale, que sais-je ?

Cependant, Diderot, à l'instar de nombreux auteurs, rétablit une vérité en distinguant clairement la différence entre le plaisir et le bonheur.

Dans son œuvre, *Le Neveu de Rameau*, le philosophe est attaché aux valeurs, à la vertu et à l'altruisme. Le discours que tient ce dernier contraste avec celui du Neveu (Lui) qui est l'incarnation du libertin du XVIIIème siècle, un marginal, un homme cynique guidé par ses instincts et refusant toute morale.

Diderot, *Le Neveu de Rameau*
> *Lui : vous croyez que le même bonheur est fait pour tous. Quelle étrange vision ! Le vôtre suppose un certain tour d'esprit romanesque que nous n'avons pas ; une âme singulière, un goût particulier.*

Michel Faucheux, *Histoire du bonheur*
> *L'Occidental a réduit le bonheur au plaisir, au contentement immédiat, physique et matériel des sens.*

Jean Guéhenno, *Dernières lumières, derniers plaisirs*
> *La poursuite des plaisirs n'est pas du tout le bonheur.*

Le bonheur lié à la sagesse

Michel Faucheux dans son ouvrage, *Histoire du bonheur*, évoque le « bonheur antique » car chez les Grecs, le bonheur était avant tout le résultat d'une sagesse.

Aristote, *La Politique*
> Ainsi donc, échoit à chacun tout juste autant de bonheur qu'il a de vertu et de sagesse pratique et qu'il leur conforme son action.

Epictète, *Manuel*
> Il y a des choses qui dépendent de nous et des choses qui n'en dépendent pas.

Sénèque, *Lettres à Lucilius*
> Il est impossible de mener une vie heureuse sans l'étude de la sagesse.

André Comte-Sponville, *Le bonheur, désespérément*
> La sagesse ? C'est un bonheur vrai, ou une vérité heureuse. Mais n'en faisons pas un absolu. On peut être plus ou moins sage, comme on peut être plus ou moins fou. (…) Qu'est ce qui nous manque pour être heureux, quand on a tout pour l'être et qu'on ne l'est pas ? Il nous manque la sagesse, autrement dit de savoir vivre, non pas au sens où l'on parle du savoir-vivre comme politesse, mais au sens profond du terme, au sens de Montaigne.

Christophe André, *La Force des émotions*
> On ne peut rien sur le cours des événements heureux ou malheureux qui affectent notre vie. Pour la plupart, ils ne dépendent pas de nous. Toutefois, nous pouvons décider de garder face à eux notre tranquillité d'esprit.

Richard, psychothérapeute :
Bien sûr que le bonheur est lié à une certaine sagesse. En ce qui me concerne, je suis devenu plus « sage » en prenant conscience du temps : à vouloir en faire trop, on ne sait plus où donner de la tête, on stresse, on s'agite, on s'énerve pour un rien. Et puis, j'ai remarqué une chose, quand on est pressé par le temps, on n'est jamais satisfait de ce que l'on fait, on n'y prend pas de plaisir non plus. C'est vrai que l'on a beaucoup de choses à faire et qu'on regrette parfois qu'une

journée ne compte que vingt-quatre heures, mais il faut s'efforcer de vivre l'instant présent... calmement et de la meilleure façon. On devrait se simplifier la vie pour atteindre le bonheur, on a une existence bien remplie mais est-elle remplie de choses réellement utiles ou qui nous rendent heureux ? Moi, je préfère ralentir la cadence et me souvenir que la vie est faite pour être vécue et pas seulement pour travailler, voilà ma sagesse ! Et il y a un deuxième principe que j'applique au quotidien, c'est de vivre selon ses valeurs ; ne pas imiter ses parents ni ses voisins, vivre sa vie à soi, sinon c'est la frustration qui nous attend ! Il faut du courage pour entendre sa sagesse intérieure et découvrir ce que l'on attend vraiment de la vie.

Le bonheur impossible

Beaucoup pensent que le bonheur est impossible. Pourquoi le bonheur semble si difficile à atteindre pour certains d'entre nous ? Certaines raisons sont si évidentes que nous n'allons pas les énumérer : la souffrance, la maladie, la guerre, toutes les tragédies et les drames personnels constituent naturellement des obstacles au bonheur.

Il existe pourtant des raisons beaucoup plus subtiles qui nous empêchent d'être heureux : l'anxiété, l'imagination, l'assujettissement et les pensées négatives en sont quelques exemples.

L'homme, artisan de son malheur

Certains d'entre nous font preuve d'un tel égocentrisme qu'ils se voient plus malheureux qu'ils ne le sont en réalité. Par leur apitoiement sur eux-mêmes, ils sont les véritables artisans de leur malheur.

Plutarque, *La Conscience tranquille*
>   *Pourquoi, très cher ami, fouilles-tu du regard tes propres maux, les ranimant sans cesse et les rendant plus âpres, au lieu de tourner ton esprit vers ce qui t'arrive de bien ? (...) C'est le cas de beaucoup de gens, qui refusent de voir ce qu'il y a d'avantageux ou d'acceptable dans leur situation pour courir droit à ce qui leur causera de la peine et des ennuis.*

Christophe André, François Lelord, *L'Estime de soi*
>   *Nous avons souvent été frappés chez certains de nos patients par ce qu'on appelle le « bonheur anxieux », c'est-à-dire la difficulté qu'ils éprouvent à savourer les bons moments, à se réjouir de leurs réussites. Au lieu de cela, ils anticipent la fin de ces instants : ceux-ci ne dureront pas, ou bien ils seront suivis d'un revers, de difficultés, etc. Cette conscience excessive de la fragilité du bonheur témoigne des doutes profonds éprouvés par les patients quant à leurs capacités à faire face aux aléas de l'existence, laquelle est perçue comme une succession interminable d'épreuves.*

Le dalaï-Lama et Howard Cutler, *L'art du bonheur*
>   *Nous contribuons activement, et de bien des façons, à notre agitation psychique et à notre souffrance. (...) C'est souvent en alimentant de nous-mêmes ces émotions négatives que nous les aggravons. Lorsque nous éprouvons de la colère à l'égard de quelqu'un, si nous traitons la chose avec indifférence, il est peu vraisemblable que cela s'envenime. En revanche, songer aux injustices qui nous sont faites (croyons-nous), aux mauvais traitements qui nous sont infligés, les ressasser indéfiniment, voilà qui nourrit la haine.*

Olivia Benhamou, *Le Bonheur*
>   *Un être instable, tiraillé entre ses rêves et une réalité trop étriquée pour ses aspirations utopiques, incapable de jouir des jours heureux qui lui sont parfois accordés. Quelques siècles auparavant, Pétrarque affirmait déjà que l'homme était la seule créature capable de passer sa vie à se « chercher*

des raisons de souffrir et de quoi nourrir [ses] peines. »
L'homme serait-il par nature inapte au bonheur ?

Les autres, un obstacle au bonheur ?

L'homme aime se comparer à autrui. De là découlent souvent de très douloureuses constatations : les autres semblent supérieurs, plus habiles, plus avisés ou plus à l'aise financièrement. Chacun peut être amené à se voir plus malheureux... en comparaison des autres.

Pour Gilles Lipovetsky (*Le bonheur paradoxal*), c'est parfois le bonheur des autres qui nous rend incapables de l'être : « Parce que la vie nous blesse et nous rend malheureux, comment le spectacle du bonheur d'autrui pourrait-il ne pas apparaître d'une manière ou d'une autre comme une agression ? »

Stendhal, *Journal*
> Presque tous les malheurs de la vie viennent des fausses idées que nous avons sur ce qui nous arrive. Connaître les hommes, juger sainement des événements, est donc un grand pas vers le bonheur.

Le bonheur de l'ailleurs

Le bonheur nous semble souvent impossible parce que nous sommes incapables de savoir où il se trouve. Le bonheur est rarement là où nous l'attendons.

Jean-Jacques Rousseau, *Emile*
> Mais où est le bonheur ? Qui le sait ? Chacun le cherche, et nul ne le trouve. On use la vie à le poursuivre et l'on meurt

sans l'avoir atteint. […] Chercher le bonheur sans savoir où il est, c'est s'exposer à le fuir, c'est courir autant de risques contraires qu'il y a de routes pour s'égarer.

Jean-Jacques Rousseau, *Rêveries du promeneur solitaire*
Le bonheur est un état permanent qui ne semble pas fait ici-bas pour l'homme.

Alain Schifres, *Dictionnaire amoureux du bonheur*
Le bonheur en petites coupures, celui qui nous occupe, est une monnaie de papier. Il a la valeur qu'on lui donne mais, au contraire de l'argent, il se peut qu'il ne vaille rien pour autrui. Il est de l'étoffe des rêves ; il touche au passé, à l'avenir, souvent aux deux. Il tient, en bref, de l'illusion.

Georges Hourdin, *Le Bonheur*
Je crois que nous cherchons le bonheur là où il n'est pas. Nous l'imaginons très loin et très exceptionnel. C'est-à-dire que nous l'imaginons en dehors de la réalité.

Antoine, étudiant :
Le bonheur dépend de nous, mais cela suppose un regard positif sur la vie, cela s'entretient. Le bonheur, pour moi, c'est l'image des enfants qui jouent et qui rient sans se soucier un instant de leur passé ni de ce que l'avenir leur réserve. Je me souviens avoir lu dans un des livres de Nietzche que le problème de l'homme est la conscience du temps. Celui-ci doit vivre avec le poids du passé et avec celui de l'avenir et, dans ces conditions, il est difficile de profiter du temps présent qui, de surcroît, fuit très vite. De plus, le bonheur est changeant, ce que je veux aujourd'hui je ne le voudrai peut-être plus demain. Mais si tous mes désirs sont exaucés, je n'ai plus rien à attendre et je peux sombrer dans l'ennui.

Face à tous ces obstacles, il existe pourtant des composants du bonheur, bien réels, tels que le travail, l'amitié et les relations sociales.

Le bonheur dans l'activité

L'activité, au sens large, peut-elle faire notre bonheur ? La question n'est pas aussi simple que nous serions tentés de le penser à première vue. On peut très bien s'agiter dans tous les sens, passer d'une activité à une autre, remplir copieusement ses journées et oublier que cette frénésie est vaine dans la mesure où elle ne correspond pas à nos priorités. La ménagère qui s'active aux tâches domestiques en recommençant sans cesse y trouve t-elle son bonheur ? Simone de Beauvoir, dans *Le deuxième sexe*, affirme que les activités ménagères font songer à Sisyphe, ce personnage condamné à hisser un rocher jusqu'au sommet d'une montagne et à le faire tomber avant de recommencer. Quant à ceux qui ont un emploi purement alimentaire qui permet tout juste de payer les factures, y trouvent-ils leur bonheur ? Assurément non. Albert Camus, dans *Le Mythe de Sisyphe* précisément, a souligné que ce « travail inutile et sans espoir » est la pire « punition ».

Selon Albert Jacquard (*Petite philosophie à l'usage des non-philosophes*), le travail est la « meilleure des polices » car tant qu'il travaille, le citoyen n'a pas le temps de se poser des questions fondamentales et de demander des comptes au pouvoir en place.

Pour que le travail contribue à notre bonheur, il faut qu'il ait un sens. Une activité choisie, désirée et qui correspond à nos buts et à nos valeurs peut nous rendre heureux. L'écrivain qui rature sans cesse son manuscrit - alors qu'il ignore si celui-ci a une chance d'être publié - est heureux. Le peintre qui s'acharne sur sa toile est heureux. Le bénévole qui consacre une grande partie de son temps et de son énergie pour une cause qui lui tient à cœur est heureux. Ceci rejoint ce qu'affirmait le philosophe nivernais, Jean-Pierre Harris : il faut « savoir ce que l'on fait et pourquoi on le fait. »

Dale Carnegie dans son excellent ouvrage, *Comment dominer le stress et les soucis*, conseille de « s'occuper constamment [car] il est difficile d'être angoissé quand on est absorbé par une activité qui exige concentration et réflexion. » Aux soldats américains qui revenaient du front avec des troubles psychologiques, des psychiatres ont prescrit une occupation permanente, une « thérapie de l'action » qui ne leur laissait pas le temps de ruminer.

Si le travail est si important pour notre bonheur, c'est parce qu'il permet à l'individu de se sentir utile, compétent et d'avoir des objectifs. Et l'on sait que ces derniers éléments sont fondamentaux pour l'estime de soi, laquelle est intimement liée au bonheur.

Alain, *Propos sur le bonheur*
> Tout homme qui se laisse aller est triste, mais c'est trop peu dire, bientôt irrité et furieux. (...) Nous faisons du malheur dès que nous ne faisons rien. L'ennui le prouve.

Daniel Defoe, *Vie et aventure de Robinson Crusoé*
> Il est bon qu'il soit en général remarqué que je demeurais très rarement oisif. Je répartissais régulièrement mon temps entre toutes les occupations quotidiennes.

Voltaire, *Cher Voltaire, La correspondance de madame du Deffand avec Voltaire*
> Rien n'est triste que d'être avec soi-même sans occupation.

Voltaire, *Lettres philosophiques*
> J'ai toujours regardé le travail comme la plus grande consolation pour les malheurs inséparables de la condition humaine.

> L'homme est né pour l'action. N'être point occupé et ne pas exister est la même chose pour l'homme.

Voltaire, *Candide*, chapitre 30
> Le travail éloigne de nous trois grands maux : l'ennui, le vice et le besoin.

Schopenhauer, *Aphorismes sur la sagesse dans la vie*
> L'activité est indispensable au bonheur ; il faut que l'homme agisse, fasse quelque chose si cela lui est possible ou apprenne au moins quelque chose.

Alexandre Jollien, *Eloge de la faiblesse*
> Le bonheur s'oppose diamétralement à un confort quiet, tranquille. Il réclame une activité intense, une lutte.

Christophe André, *La Force des émotions*
> Comme le pensait Aristote, les gens impliqués dans une activité se trouvent plus heureux que les inactifs, et ce d'autant plus que cette activité leur paraît correspondre à leurs buts et à leurs valeurs. L'activité associative et bénévole peut donc aussi bien apporter du bonheur que la vie professionnelle.

David Precht, *Qui suis-je et si je suis combien ? Voyage en philosophie*
> Le cerveau est avide d'occupation. Dès que nous ne faisons rien, nos neurones meurent. Si l'on n'occupe pas son esprit, il s'atrophie (…) Avoir des centres d'intérêt augmente la joie de vivre. La routine ne rend pas heureux. Le travail est la meilleure des psychothérapies.

Francesco et Luca Cavalli-Sforza, *La science du bonheur*
> Celui qui trouve un bon travail en fait son occupation principale et il y consacre une bonne part de son temps, au moins la moitié des heures de veille : le choix d'une profession est donc d'une énorme importance pour décider du bonheur d'une vie.

Georges Hourdin, *Le Bonheur*
> Car les livres et l'édition, m'ont très vite dévoré. Je suis devenu à mon tour éditeur de périodiques. Il y avait là la forme que prenait mon destin. J'y ai trouvé le bonheur.

Jean Guéhenno, *Dernières lumières, derniers plaisirs*
> La vraie sagesse et le vrai bonheur consistent à vivre, tout naïvement, sans se poser tant de questions et d'être content de ce que l'on fait.

Frédéric, médecin :
Le bonheur, je l'ai connu à Dijon, en service de réanimation. C'était la nuit, j'étais avec le médecin-chef qui m'a demandé d'intuber un patient, chose que je n'avais jamais faite. J'ai été stupéfait lorsque j'ai réussi ! La surprise était générale. Le médecin qui m'accompagnait n'en croyait pas ses yeux ! Ce fut un moment mémorable. Mes meilleurs souvenirs sont dans le service de néphrologie. Je ne dormais jamais lorsque j'étais de garde et je cherchais du travail. Je suis devenu la coqueluche du service ! Je parlais aux patients, je m'intéressais vraiment à eux, ils étaient surpris et ravis. Je me savais en train de progresser, j'étais heureux d'apprendre et de travailler ! La médecine apporte de la satisfaction ; on s'occupe des gens et ils sont reconnaissants, mais ce sont les conditions de travail qui sont difficiles.

Le bonheur dans le contentement

Pour être heureux, il faut que nos désirs soient réalistes. Tout est dans la relation que l'on entretient avec soi-même, c'est-à-dire avec ses propres attentes.

Sénèque, *La Vie heureuse*
>   *Etre heureux c'est se contenter de son sort présent, et aimer ce que l'on a.*

Joachim du Bellay, *Les Regrets*
>   *Car la vraie richesse est le contentement.*

Jean-Jacques Rousseau, *Rêveries du promeneur solitaire*
>   *Le bonheur n'a point d'enseigne extérieure : pour le connaître, il faudrait lire dans le cœur de l'homme heureux, mais le contentement se lit dans les yeux, dans le maintien (…) et semble se communiquer à celui qui l'aperçoit.*

Christophe André, François Lelord, *L'Estime de soi*
> Le bonheur est souvent une affaire de perspective individuelle. Et il est toujours relié à l'estime de soi : meilleure est cette dernière, plus le sujet se dira satisfait de sa vie.

David Precht, *Qui suis-je et si je suis combien ? Voyage en philosophie*
> Avoir des attentes réalistes : le bonheur est fonction de ce que l'on attend.

Jean Gastaldi, *Le petit livre pour réussir sa vie*
> Apprendre à aimer ce que l'on fait, où l'on se trouve et ce que l'on a, est une forme de réussite et de bon sens.

Ecoutons le témoignage d'Emilienne, enseignante :
Les désirs sont comme les problèmes ; un est à peine résolu que déjà un autre se profile à l'horizon. Le bonheur est donc un mirage tant nous sommes persuadés que nous serons heureux – ou plus heureux – lorsqu'on aura acquis telle ou telle chose, mais le plus souvent, la chose tant désirée n'est qu'un leurre. C'est la spirale du « toujours plus », un enchaînement infernal. Il y a cette habitude insidieuse des gens à en vouloir davantage et ils sont persuadés que ceci constitue la clé du bonheur. Il vaut mieux se concentrer sur ce que l'on a plutôt que sur ce qui nous manque et il est vrai qu'il faut une bonne dose de sagesse pour se dire « stop, ça suffit. Nous sommes très bien ainsi, pas besoin d'avoir plus. » Et puis lorsque l'on découvre le plaisir dans le contentement, on ne se met plus la pression, on découvre une vie beaucoup plus simple.

Le bonheur comme volonté

Plotin dont l'œuvre unique, les *Ennéades*, a exercé une influence énorme sur la philosophie occidentale, s'est attaché à démontrer l'importance de la volonté pour le bonheur.

Pour Henry de Montherlant, instruit par la guerre et les épreuves, le bonheur ne saurait être confondu avec un état passif, mais comme une œuvre de volonté et de courage.

Alain, *Propos sur le bonheur*
> Il faut vouloir être heureux et y mettre du sien. (…) Il est bien vrai que nous devons penser au bonheur d'autrui ; mais on ne dit pas assez que ce que nous pouvons faire de mieux pour ceux qui nous aiment, c'est encore d'être heureux. (…) On devrait bien enseigner aux enfants l'art d'être heureux. La première règle serait de ne jamais parler aux autres de ses propres malheurs, présents ou passés. (…) Il est impossible que l'on soit heureux si l'on ne veut pas l'être ; il faut donc vouloir son bonheur et le faire.

Georges Hourdin, *Le Bonheur*
> Il ne suffit pas d'avoir le goût du bonheur pour être heureux, il faut encore le reconnaître, voir où il est et le cultiver.
> Dieu est bon (…) Il ne construit pas notre bonheur sans notre collaboration constante et active. Une certaine ascèse est nécessaire. Elle consiste à pratiquer la patience, à savoir attendre, à croire en l'avenir.

Le dalaï-Lama et Howard Cutler, *L'art du bonheur*
> Je crois que l'on peut atteindre le bonheur par l'exercice de l'esprit. (…) En s'imposant une certaine discipline intérieure, on peut transformer son attitude, ses conceptions et sa manière d'être dans l'existence. Naturellement, cette discipline intérieure repose sur quantité de méthodes. Mais on commence par isoler les facteurs qui mènent au bonheur de ceux qui mènent à la souffrance. Après quoi, on s'attache peu à peu à éliminer les facteurs de souffrance et à cultiver ceux qui conduisent au bonheur.

Philippe Perrot, *Les Pommiers sauvages*
> Il faut décider d'être heureux. Pas la peine de toujours attendre quelque chose… Une chimère… Il faut prendre ce

qui vient comme cela se présente. Il faut décider d'être heureux. (...) Sans attendre d'avoir l'argent, l'amour... sans attendre le « grand soir » ou des « jours meilleurs ». A mon point de vue, ça c'est le meilleur moyen de passer à côté.

Paul, professeur de philosophie :
Je cite Alain : « Le pessimisme est d'humeur. L'optimisme est de volonté. » Le possible n'est pas prévisible sauf dans certaines situations concrètes. L'événement est toujours riche d'imprévu. Quand on ne vit pas l'événement empiriquement, on l'imagine. Le réel nous surprend toujours ; la réalité concrète est toujours riche de surprises. Le problème avec le bonheur, c'est qu'il est souvent anticipé et on n'anticipe que le meilleur comme dans la fable, « La Laitière et le Pot au lait ». Alors que l'avenir s'invente sur le mode empirique, donc on le déforme, il devient illusoire, exagérément optimiste.

Mohamed, enseignant :
La volonté, c'est la clé du bonheur ! Elle peut être plus ou moins inconsciente, venir de l'intérieur, mais elle peut aussi être muée par des impératifs professionnels ou des obligations sociales. Ce qui est important, selon moi, c'est le fait que la volonté ne doit pas varier en fonction des événements extérieurs ni des personnes qui nous entourent. Il faut bien sûr un objectif pour aiguiser sa volonté, sinon cela me semble difficile. C'est pour avoir un corps d'athlète que je sors faire mon jogging tous les matins malgré le mauvais temps ! Quand j'ai envie de rester bien sagement sous ma couette, je me rappelle que je risque ainsi d'être tout ramolli et pas beau ! A chacun sa recette pour se motiver !

Le bonheur et les biens matériels

La culture de masse nous enseigne à rechercher le bonheur à l'extérieur de nous, or, il ne s'agit pas tant du bonheur que du plaisir. La consommation, les biens matériels nous invitent à nous soucier davantage des choses que de nous-mêmes : « l'avoir se substitue à l'être. » Ce ne sont pas ces achats incessants qui sont préoccupants, ce ne sont pas les choses elles-mêmes qui posent problème, mais leurs valeurs. Les objets n'ont pas seulement un prix, ils ont aussi une « valeur idéologique ». Tout dans la consommation est signe, signe d'appartenance, signe de richesse comme l'a si bien démontré Georges Perec, dans son roman, *Les choses*. De plus, les personnes sont jugées sur des critères matériels, c'est l'idée que martèle François de Closets dans son livre, *Le bonheur en plus*. On ne regarde plus l'individu en tant que tel, mais on détaille ses chaussures, son jean ou son sac, c'est le fameux phénomène des marques. Les objets ont un « langage » et ils situent socialement les êtres. La consommation est devenue un mode de communication ; les gens communiquent à travers les objets qu'ils achètent. Au-delà des achats, il y a le désir de paraître. Maupassant a développé admirablement cette idée dans sa nouvelle, *La parure*.

L'argent fait-il le bonheur ?

Le bonheur, pour certains, serait de gagner au loto, de partir en croisière, de faire le tour du monde, de séjourner dans les plus beaux palaces ou ne plus travailler. Pourtant à vouloir toujours plus, on oublie que le plaisir s'estompe vite et que tout ce que nous venons d'énumérer ne concerne en rien le bonheur.

Alors pourquoi y aurait-il un lien intrinsèque entre le bonheur et le matériel ? La société constitue un obstacle au bonheur, c'est l'idée de Voltaire et de J.J. Rousseau. Freud, dans son ouvrage, *Malaise dans la civilisation*, a confirmé cette thèse : pour vivre en société l'homme doit renoncer à certains de ses désirs. Les hommes se sont donc réfugiés dans un bonheur individualiste. Pour beaucoup, le bonheur se confond avec le matérialisme, les loisirs, les divertissements et tout ce qui peut contribuer à « dissiper le vide de soi. »

Catherine Barry, *Paroles du Dalaï Lama aux femmes*
Dans les sociétés de consommation, tout incite à penser que le bonheur dépend des biens matériels. Les magazines féminins, les méthodes de bien-être, la mode, etc., poussent les consommateurs – qui sont surtout des consommatrices – à acheter plus que le nécessaire pour combler leurs besoins, de faux besoins créés par les publicitaires qui leur font croire que les satisfaire les rendra heureuses.

Jean Gastaldi, *Le petit livre pour réussir sa vie*
L'argent est la fausse valeur de notre réussite. Ce n'est qu'un étalonnage qui ne signifie pas la réalisation de notre vie. L'argent rend dépendant ; il ne peut donc donner le vrai bonheur.

Luc Prioref, *Le Bonheur*
Qui ne rêve, comme de son plus grand bonheur, d'une vie de plaisirs multiples garantie par les biens matériels et l'argent ?

Jean Baudrillard, *La société de consommation*
Tout le discours sur les besoins repose sur une anthropologie naïve : celle de la propension naturelle au bonheur. Le bonheur, inscrit en lettres de feu derrière la moindre publicité pour les Canaries ou les sels de bain, c'est la référence absolue de la société de consommation.

Ecoutons le témoignage d'Emilienne, une amie intime et enseignante :
Pour faire mon bonheur, je m'attache d'abord à l'essentiel : la famille et la santé. Etre ensemble, mon mari et moi avec les enfants et se savoir en bonne santé, ça n'a pas de prix. Et j'ai découvert une chose : savoir faire la fête en famille, à la maison pour fêter un événement, c'est important dans la mesure où c'est une façon de prendre conscience du temps présent. Avec les années, j'ai découvert que les choses matérielles peuvent, elles aussi, contribuer à notre bonheur. Par exemple, s'offrir quelque chose de cher, un objet de valeur comme un tableau permet de faire fuir une certaine frustration et l'envie qui sont deux poisons du cœur et de l'esprit. Je

sais que beaucoup diront que s'offrir ce genre de babiole hors de prix revient à acheter sa propre valeur. Cela va bien plus loin selon moi. Accepter de payer très cher pour aller mieux, c'est le principe même de la psychanalyse. Quand on fait une analyse, on paie pour être plus en paix avec soi-même. Je crois que c'est le même principe pour la thérapie symbolique : un objet prend une signification profonde. Certains s'offrent des vacances onéreuses qui ne leur offrent pas tant de bonheur que cela, or ma méthode a un avantage : je n'ai pas besoin d'aller au bout du monde pour aller mieux !

« l'argent ne fait pas le bonheur »

Le Mythe de Sisyphe d'Albert Camus résume à merveille cette thèse : « On veut gagner de l'argent pour vivre heureux et le meilleur d'une vie se concentre pour le gain de cet argent. Le bonheur est oublié, le moyen pris pour la fin. »

La romancière Françoise Mallet-Joris, dans *La Maison de papier*, évoque des individus, comblés matériellement, cherchant « désespérément ce qu'ils pourraient encore désirer comme gadgets ». C'est terrible, affirme l'auteur, d'arriver au bout de ses désirs matériels car cela place l'individu face à lui-même et explique un bon nombre de suicides. Pour François de Closets, notre société vit un paradoxe : le bonheur semble être la « valeur suprême », mais elle ne s'attache qu'à « la jouissance des biens matériels. »

Gilles Lipovetsky dans son ouvrage, *Le bonheur paradoxal*, évoque « l'homo consumericus », c'est-à-dire l'être qui recherche, à travers ses achats, une forme d'épanouissement. Selon l'auteur, la consommation est le « nouvel opium du peuple » destiné à consoler, à compenser l'isolement, les soucis professionnels et à apaiser les frustrations. Derrière cette frénésie consumériste, c'est l'image de soi dont il est question. Il ne s'agit pas tant de briller, d'en imposer aux autres que d'alimenter un « désir narcissique », d'acheter la certitude d'être quelqu'un socialement, d'avoir de la valeur à ses propres yeux.

Ce besoin de consommer toujours plus est surtout lié à une angoisse, à la peur du vieillissement et de la mort. Il ne s'agit pas tant d'accumuler des objets que de rendre le présent plus intense. L'hyperconsommation va de pair avec l'anxiété, la dépression, la baisse de l'estime de soi et surtout avec « le sentiment de n'avoir pas vécu ce [qu'on] aurait voulu vivre. »

Catherine Barry, *Paroles du Dalaï Lama aux femmes*
    Les sociétés occidentales, même si elles assurent bien plus que les besoins matériels de base pour une majorité de personnes, véhiculent beaucoup d'angoisses et de peurs, et le bonheur promis n'est pas au rendez-vous. Les souffrances, les doutes, les confusions intérieures ne se règlent pas grâce aux acquis matériels.

Christophe André, François Lelord, *La Force des émotions*
    Plusieurs études ont montré que le niveau de bien-être subjectif croît avec le revenu. Mais il semblerait que cette influence de l'argent sur le bonheur soit la plus forte pour les gens proches de la pauvreté : l'argent peut faire une grande différence entre une vie misérable et une vie où l'on peut satisfaire ses exigences fondamentales : abri, nourriture, santé, et insertion sociale. Par ailleurs, plus on s'élève au-dessus de ce niveau minimal, moins l'impact de l'argent sur le bonheur est important.

François de Closets, *Le bonheur en plus*
    L'homme moderne fait figure d'enfant gâté. La modernité le comble de ses biens matériels et pourtant il se plaint.

Gilles Lipovetsky, *Le bonheur paradoxal*
    Toujours plus de satisfactions matérielles, toujours plus de voyages, de jeux, d'espérance de vie : pourtant cela ne nous a pas ouvert en grand les portes de la joie de vivre. (…) C'est au nom du bonheur que se déploie la société d'hyperconsommation. La production des biens, les services, les médias, les loisirs, l'éducation, l'aménagement urbain, tout se pense, tout s'agence en principe en vue de notre plus grand bonheur.

Le dalaï-Lama et Howard Cutler, *L'art du bonheur*
> Notre visée ultime dans la recherche de la richesse, c'est la satisfaction et le bonheur. Mais au fond, à en vouloir toujours plus, on a l'impression d'un manque, d'un mécontentement, qui n'émane pas des objets que l'on veut posséder, mais bien plutôt de notre état d'esprit.

Pascale Roze, *Un homme sans larmes*
> Aujourd'hui, nous avons des satisfactions marchandes et si peu de réelles satisfactions.

Yu Dan, *Le bonheur selon Confucius*
> Personne, naturellement, ne veut vivre dans la misère ; mais il est tout aussi vrai que nous ne pouvons pas régler nos problèmes spirituels en accumulant toujours plus de biens.

Ecoutons les témoignages de Paul et de Sylvie :
Paul, professeur de philosophie :
La pression consumériste est une pression commerciale. On nous fait croire à l'intérêt du consommateur, mais c'est une pression commerciale. Cela ne correspond ni à l'avantage des gens, ni à la pensée profonde de ceux qui préconisent ces méthodes. En fait, les objets matériels ne nous tentent que parce que c'est nous qui nous laissons tenter en les auréolant par nos fantasmes. Nous ne pouvons nous en prendre qu'à notre propre stupidité.

Sylvie, comptable :
Se détacher des biens matériels, je l'ai appris avec la tempête Xynthia. Avec elle, ce sont les souvenirs qui s'en sont allés : les livres scolaires, les dînettes, les jouets, les vieux vêtements de famille comme les costumes queue de pie, les vieux châles, les coiffes de mes grands-mères... tout a disparu. Et puis, on a volé dans ma maison ; à la place de précieux verres à liqueur, j'ai retrouvé des verres à moutarde et de vieux traversins ! J'ai été très choquée qu'on vienne me voler, j'ai été tellement en colère que j'ai loué ma maison, j'ai mis un étranger dedans en me disant qu'il n'allait pas emporter les murs ! Auparavant, j'étais très attachée aux meubles, aux bibelots et

aux objets d'art. Mon fils en a cassé pas mal. Maintenant, je n'y attache pas autant d'importance. J'aime toujours les objets, mais je considère les choses différemment. J'ai changé et quand je vois quelque chose qui me plaît, je me pose une question : est-ce que j'en ai besoin ? Non, alors je ne me sens pas frustrée.

Savoir limiter ses désirs

Françoise Dolto, *Tout est langage*
    Le besoin est répétitif, le désir est toujours nouveau. Le désir aussitôt satisfait devient un besoin qu'il va falloir répéter.

Françoise Mallet-Joris, *La Maison de papier*
    L'important est une limitation à ce besoin d'avoir qui masque le besoin d'être.

Gilles Lipovetsky, *Le bonheur paradoxal*
    Plus on consomme, plus on veut consommer : l'époque de l'abondance est inséparable d'un élargissement indéfini de la sphère des satisfactions désirées et d'une incapacité à résorber les appétits de consommation, toute saturation d'un besoin s'accompagnant aussitôt de nouvelles demandes.

Le dalaï-Lama et Howard Cutler, *L'art du bonheur*
    La convoitise est sans limites et source de troubles. Le seul antidote, c'est le contentement : alors, peu importe que l'on ait obtenu satisfaction, on demeure content en dépit de tout.

René Guénon, *La crise du monde moderne*
    Les hommes sont-ils plus heureux aujourd'hui parce qu'ils ont des moyens de communication, parce qu'ils ont une vie plus compliquée ? C'est tout le contraire. Le déséquilibre ne peut engendrer le bonheur. La consommation crée toujours plus de besoins et engagé dans cette voie, il est difficile de s'y arrêter.

Ecoutons Justine, une amie de longue date, mère au foyer :
Le matériel ne nous rend pas plus heureux. Le bonheur ne se trouve pas chez un concessionnaire ni dans les magasins ! Personnellement, posséder tous les joyaux de la terre ne me rendrait pas plus heureuse que je ne le suis, cela m'apporterait de la joie, du plaisir, mais le bonheur, certainement pas ! Le vrai bonheur, c'est une petite voix intérieure qui vous dit que tout va bien, qu'il faut se contenter et apprécier chaque jour ce que l'on a. Nul besoin de chercher ailleurs ce que l'on possède déjà. Le bonheur, c'est lorsque je fais quelque chose qui me tient particulièrement à cœur, quand j'arrive à concrétiser un projet ou tout simplement lorsque j'ai une discussion avec une amie que je n'avais pas vue depuis longtemps. Il me semble, au contraire, que l'accumulation de choses ne soulage rien d'autre que le portefeuille ! On achète « pour se faire plaisir » un tas de babioles qui ne servent à rien ! Le bonheur, lui, est fait de petits riens car les plus grandes joies viennent des événements du quotidien comme assister au coucher du soleil ou entendre ses enfants rire.

Le bonheur et la relation à soi-même

Avant de pouvoir prétendre vivre avec les autres, il serait bon d'apprendre d'abord à vivre avec soi-même.

Il faudrait devenir un bon compagnon pour soi-même et ceci passe nécessairement par un long travail sur soi. Jack Gordon dans son livre, *Comment être heureux (enfin !)*, affirme que « la souffrance mentale ne provient pas directement des problèmes, mais des idées fausses que nous développons à leur propos. » Il convient donc, dans un premier temps, d'identifier ces pensées néfastes pour ensuite mieux les combattre, c'est-à-dire démontrer logiquement le caractère irrationnel de ses propres idées. Si vous travaillez dans une entreprise sur un projet qui vous tient à cœur et que, malgré tous vos efforts, vous échouiez, vous sombrez alors dans une profonde déprime. Ce n'est pas l'échec qui est à l'origine de votre dépression, mais ce sont vos pensées, les croyances que vous entretenez qui en sont la cause. Non, échouer n'est jamais facile à vivre, mais dans l'immense majorité des cas, le problème est surmontable sinon tous les cadres seraient dépressifs !

Il est légitime d'être déçu, contrarié et même d'éprouver de la colère lorsque l'on n'obtient pas ce pourquoi on a tellement travaillé, mais il est anormal de sombrer dans une profonde déprime pour autant. Ce sont les « croyances irrationnelles », des pensées négatives, tous les « j'aurais dû », les jugements du genre « je suis nul, je ne vaux rien » qui sont à l'origine du malaise. Les émotions suivent les pensées, des pensées tristes engendrent la tristesse. De plus, les pensées pénètrent dans le subconscient qui, à son tour, va réagir selon la nature de vos pensées.

L'anxiété, la colère et la dépression sont causées par des croyances négatives et irrationnelles, par un discours intérieur accablant et dévalorisant que les gens s'infligent. Tout ceci a évidemment des conséquences terribles sur l'humeur et sur la santé. Le docteur Paul Hauch, psychologue américain, affirme que la dépression est causée par l'autodénigrement et par l'apitoiement sur soi-même. Il faut apprendre à devenir un bon compagnon pour soi-même avant de prétendre l'être pour autrui. En ce sens, les philosophes ont beaucoup à nous apprendre et nous répétons avec Sénèque : « Mon amitié je ne l'ai pas encore gagnée. »

Jacques Salomé, Sylvie Galland, *Si je m'écoutais je m'entendrais*
> *C'est à partir de notre relation à nous-mêmes que nous entrons en communication avec les autres. C'est pourquoi il nous paraît si important de débusquer quelques-unes des manifestations de nos conduites inconscientes, d'en dévoiler des pans, lorsqu'elles nous jouent trop de tours dans la vie. Il ne s'agit pas de contrôler la vie inconsciente mais de mieux en percevoir l'influence, les jeux et les facéties.*

L'image de soi

L'image de soi structure nos comportements et détermine nos relations avec les autres. Il est bon de se souvenir que l'image que l'on a de soi est une construction de notre esprit, donc on peut agir, on peut en changer. Il convient de voir également les côtés positifs qu'il y a en soi et même en rajouter un peu... c'est important pour être heureux.

Marc Aurèle, *Pensées pour moi-même*
> L'homme fait moins de cas de son opinion sur lui-même que de celle que les autres ont de lui.

Hélène Mathieu, *Et vos enfants auront une personnalité bien affirmée*
> L'image de soi est définie par le regard que je porte sur moi-même, tant dans les domaines physique que psychologique, que sur mes compétences et mes capacités. Elle peut se présenter sous la forme d'un tableau interne, d'une représentation intérieure. Elle implique que je me dissocie de moi-même et que je devienne l'objet de mon propre regard.

Le dalaï-Lama et Howard Cutler, *L'art du bonheur*
> L'image de soi est formée par les parents et par l'éducation. (...) Nous captons les messages implicites que ceux-ci émettent au fur et à mesure de notre croissance.

Madeleine Chapsal, *Ce que m'a appris Françoise Dolto*
> Nos représentations psychiques, l'image que nous nous faisons de nous-mêmes exercent une influence considérable sur notre corps et sur nos actes, et aussi sur ceux de notre entourage.

Moussa Nabati, *Guérir son enfant intérieur*
> Contrairement à ce qu'affirment les marchands de chimères, le bonheur n'a pas de secret. Ceux qui se sentent « bien dans leur peau », jouissant de la paix intérieure, capables

d'éprouver de la joie et de déguster les petits et grands plaisirs de la vie, ne se recrutent pas parmi les êtres supérieurs, riches, beaux, doués, jeunes, intelligents et en bonne santé. Il n'existe nul programme à suivre pour parvenir au bien-être. Les gens heureux sont ceux précisément qui (…) jouissent d'une image saine d'eux-mêmes.

Laurence, journaliste :
Il est sûr que le regard plus ou moins bienveillant que chacun porte sur lui-même vient de l'enfance, de l'amour que nos parents nous ont donné et de l'intériorisation de cette affection originelle. Certains se sont sentis mal aimés et ont toujours cette crainte tenace de déplaire, d'être jugé ou critiqué. On a souvent une fausse image de soi-même et que l'on entretient, mais tout ceci peut changer. On peut par exemple demander à certains de nos amis ce qu'ils pensent de nous et pourquoi ils nous apprécient. Les autres nous voient toujours différemment qu'on ne se voit nous-mêmes ; leurs réponses peuvent nous surprendre. On se découvre alors des qualités qu'on ne soupçonnait pas ou qu'on négligeait.

L'estime de soi

Le livre de Christophe André et de François Lelord, *L'estime de soi*, résume parfaitement l'idée qu'on ne peut aimer sans d'abord s'aimer soi-même.

Les relations sociales jouent un rôle essentiel dans l'estime que nous nous portons. Et le livre de Dale Carnegie, *Comment se faire des amis*, peut être lu, selon le docteur André, comme un moyen d'augmenter l'estime de soi des interlocuteurs (s'intéresser à ce qu'ils aiment, penser à leur anniversaire, demander de leurs nouvelles, les écouter). Très souvent, on plaît parce que nous faisons du bien aux autres, *à l'estime de soi des autres*.

Une autre idée nous paraît fondamentale : plus on s'estime, moins on est perméable au jugement des autres. Plus l'estime de soi est importante, moins nous sommes sensibles aux remarques d'autrui et à la critique.

Christophe André, François Lelord, *L'estime de soi*
> *Lorsqu'on ne s'estime pas, on est rarement heureux. On doute de soi, on ne fait pas toujours les bons choix, on se sent vulnérable dans l'adversité. (...) Les individus à haute estime de soi ont peut-être plus de chances que les autres de vivre une existence heureuse.*

Catherine Bensaid, *Aime-toi, la vie t'aimera*
> *Notre moi doit devenir suffisamment fort pour que nous soyons capables de faire face à toutes les attaques dont nous sommes l'objet, assez solides pour que nous puissions rester intacts malgré toutes les hostilités qui viennent nous assaillir. (...) Comment pourrions-nous, si nous ne nous aimons pas, ne pas être sensibles aux remarques qui nous sont faites ? Nous sommes dépendants des autres aussi bien dans leur jugement que dans les preuves d'amour qu'ils peuvent nous donner.*

Jerry Minchinton, *52 clés pour améliorer l'estime de soi*
> *Le plus souvent, nous ne sommes pas là où nous sommes par hasard. Inconsciemment, le niveau de notre estime de soi nous entraîne vers un certain type de relations et de situations que nous pensons mériter, ce qui peut être tout à fait différent de ce que nous désirons consciemment. C'est pourquoi les gens qui ont une bonne opinion d'eux-mêmes attendent et reçoivent généralement respect, coopération et bienveillance de la part des autres. Alors que ceux qui se sous-estiment se voient souvent entraînés dans des situations inconfortables, déplaisantes.*

Isabelle, employée :
Il n'y a pas de bonheur sans l'estime de soi ! Les deux sont liés. La meilleure façon pour booster notre estime est d'avoir des projets et d'agir, de se battre pour les voir se réaliser ! J'ai lu quelque part que

notre estime est liée à nos actions. Quand je fais des tas de choses, quand je fournis des efforts et que je me bats contre les difficultés, je m'aperçois que j'ai une meilleure estime de moi-même ; c'est vrai, je m'estime davantage dans l'action. Je n'aimerais pas rester vautrée sur un canapé devant la télé toute la journée, j'aurais une image déplorable de moi-même, je crois que j'arriverais sans peine à me détester ! Il n'y a pas que l'action, il faut aussi se respecter, reconnaître nos ressentis et exprimer clairement ce qu'on souhaite. Moi, je m'accroche à mes valeurs et je les défends. Par exemple, je déteste partir en vacances ; mon truc, c'est de cultiver mon jardin et je le dis haut et fort ! Il y a quelque chose de très important aussi, c'est de reconnaître nos mérites. A quoi bon ressasser nos défauts, nous les connaissons, mais nos qualités, nous avons tendance à les oublier ! Quand ça ne va pas, quand je broie du noir, je me délivre des messages positifs, je fais de l'autosuggestion, je me répète en boucle une ou deux phrases positives et je visualise les projets enfin réalisés et croyez-moi, ça marche ! Surveillons aussi nos pensées, essayons de faire taire notre critique intérieur, ce tyran qui nous mène parfois la vie dure parce qu'il ne faut pas oublier une chose : le secret du bonheur réside dans notre tête, tout se joue sur le plan cognitif.

L'acceptation de soi

Comment peut-on exiger des autres qu'ils nous acceptent tels que nous sommes si nous-mêmes nous ne nous acceptons pas ?

Catherine Bensaid, *Aime-toi, la vie t'aimera*
> *Nous réalisons peu à peu qu'il ne faut plus attendre de l'extérieur ce qui ne peut venir que de nous-mêmes. Nous ne courons plus derrière une image de nous-mêmes dont nous avons comme unique obsession qu'elle puisse enfin satisfaire les autres. Nous apprenons à nous accepter tels que nous*

sommes et en nous aimant davantage, à provoquer ainsi plus assurément l'amour des autres.

Elisabeth Kübler-Ross, *La mort, porte de la vie*
Dès lors que l'on s'est réconcilié avec soi-même, il est facile d'accepter les autres. La paix ne pourra jamais régner dans le monde que si chacun trouve d'abord en lui-même la sérénité... D'ordinaire, on n'ose pas parler de ses problèmes – chagrins, peurs, regrets, amertumes, colère, sentiment de culpabilité, etc. – mais on garde tout ça pour soi. L'ennui, c'est qu'à ce petit jeu on ne vit qu'à moitié. Et quand on est capable d'assumer ses émotions, on atteint une plénitude, une richesse incomparables.

Francesco et Luca Cavalli-Sforza, *La science du bonheur*
Le fait d'être beau, séduisant, de plaire aux autres favorise le bonheur sans que ce soit déterminant. L'important, c'est plutôt de se plaire à soi-même. C'est quand on entretient de bons rapports avec soi-même qu'on réussit à être heureux.

Jacques Salomé, Sylvie Galland, *Si je m'écoutais je m'entendrais*
Il y a des spécialistes du « je devrais » et du « j'aurais dû ». Ces inépuisables instruments de torture savent prendre des tournures incroyablement rusées pour ne pas laisser de répit à ceux qui se persécutent ainsi. (...) Les « je devrais » et les « il faut » sont les coups de cravache et d'aiguillon avec lesquels certains avancent dans la vie.

Jerry Minchinton, *52 clés pour améliorer l'estime de soi*
Acceptez-vous sans condition – dès aujourd'hui. Nous remettons indéfiniment le fait de nous accepter et entretenons un sentiment permanent de médiocrité. En réalité, vous n'avez rien à modifier : vous êtes bien tel que vous êtes. Pour être plus précis, vous devriez vous dire ceci : « En tant qu'être humain, je suis en progression constante. Je fais tout mon possible cette fois-ci, dès que j'en serai capable, je ferai encore mieux. »

Paul, professeur de philosophie :
L'acceptation de soi, préférable au désamour de soi, passe très bien à condition qu'on fasse un effort pour accepter que le partenaire social ait la même attitude. Sinon, ce n'est pas équitable et vous n'êtes pas à l'abri d'une tension ! La paix, c'est l'acceptation de l'autre comme de soi, l'alter ego : « Tu aimeras ton prochain comme toi-même. » Sinon, c'est l'affrontement des ego au lieu de leur convergence.

Emilienne, enseignante :
On se présente aux autres de façon positive. Je me souviens avoir lu dans un des romans de Balzac que chacun s'efforce de montrer « une écorce agréable ». Si on est honnête avec soi-même, on reconnaît qu'on ne s'accepte pas vraiment. On a toujours quelque chose à se reprocher. Beaucoup veulent changer leur apparence, faire un régime ou de la chirurgie esthétique et on fait de la gym pour paraître mieux. En fait, le vrai travail est intérieur. Il s'agit d'apprendre à s'accepter tels que nous sommes, c'est-à-dire avec nos kilos en trop et toutes nos imperfections. Ce n'est pas en allant sans cesse dans les salles de gym ou à la piscine que l'on va prendre conscience des vrais problèmes ! On croit tous devoir changer quelque chose, mais on devrait plutôt commencer par nous accepter tels que nous sommes !

Le bonheur et les relations humaines

Les relations sociales, l'amitié, la fraternité peuvent-elles contribuer à notre bonheur ? Sénèque, dans ses *Lettres à Lucilius*, affirme que « vivre, c'est profiter aux autres. » L'individu n'est pas fait pour être seul. Jean-Jacques Rousseau qui pensait pouvoir aisément se passer de la compagnie des hommes avait tort ; il devint asocial et paranoïaque.

Des études américaines ont démontré que les êtres humains ont une tendance naturelle à aller vers les autres. Donner de son temps, aimer, accorder de l'importance à autrui, sourire, faire preuve d'empathie nous fait d'abord du bien à nous-mêmes. Au contraire, l'être qui demeure seul reste « prisonnier de son petit monde », devient inflexible et supporte très mal l'influence du monde extérieur. Boris Cyrulnik (*Mémoire de singe et paroles d'homme*) confirme cette thèse : « Une abeille seule n'est pas une abeille, un homme seul n'est pas un homme (...) L'individu pour vivre doit s'insérer dans un milieu dont il va devenir un rouage. » L'être humain apprend à se connaître et construit son identité dans ses relations avec les autres. La romancière Madeleine Chapsal (*Ce que m'a appris Françoise Dolto*) résume admirablement cette idée : « sans les autres, on n'est rien. » Cependant, les relations humaines comportent quelques dangers. On peut s'aliéner à l'autre, en essayant inconsciemment de ressembler à autrui, on prend le risque de se perdre et d'oublier ses valeurs. Le voisin qui nous harcèle en nous parlant de ses ennuis de santé, le soi-disant ami qui nous convie afin de déverser sur nous tous ses soucis et ses ennuis, ne contribuent pas à notre bonheur.

Les autres nous blessent, nous agressent car chacun ayant sa propre vision du monde, les conflits demeurent inévitables. Schopenhauer comparait les hommes à des hérissons : ils ont froid lorsqu'ils sont seuls, mais ils se piquent dès qu'ils se rapprochent ! Nous avons tous en tête cette citation de Jean-Paul Sartre dans sa célèbre pièce de théâtre, *Huis clos* : « L'enfer, c'est les autres ». Les autres sont importants pour nous, mais accorder trop d'importance à leurs jugements, c'est tomber en enfer, selon l'auteur. Dans ces conditions, comment vivre heureux avec autrui ? Comment les autres peuvent-ils contribuer à notre bonheur ? Pour vivre en harmonie avec notre entourage, nous avons d'abord besoin de clarifier notre relation à nous-mêmes. Il serait également salutaire de conserver sa liberté intérieure, ainsi que son sens critique.

Chacun communique avec sa mythologie personnelle (son éducation, ses expériences, ses valeurs...), il faut donc faire preuve de tolérance, savoir accepter que les autres puissent avoir des opinions différentes des nôtres. Les avis divergents sont une richesse et ne doivent pas devenir une source de frustrations. L'auteur américain Richard Carlson (*Ne vous noyez pas dans un verre d'eau*) donne ce précieux conseil : « surveillez vos fréquentations » car il importe de passer du temps avec les « personnes qui vous apportent réellement quelque chose. »

Selon le psychiatre François Lelord, la relation que nous entretenons avec les autres est fondamentale car elle constitue « un élément essentiel de l'estime de soi », tout simplement parce que tout être humain a ce besoin impérieux d'être reconnu et apprécié.

Boris Cyrulnik, *Mémoire de singe et paroles d'homme*
>Un homme seul n'est pas un homme. (…) Il n'y a pas de pire infirmité que la solitude. L'isolement social abîme les développements de personnalités.

Catherine Barry, *Paroles du Dalaï Lama aux femmes*
>Notre bonheur dépend aussi de celui des autres. Le comprendre est l'un des défis qui se posent à nos civilisations modernes mais c'est aussi le « secret » du bonheur. Diminuer nos égoïsmes et comprendre que notre bonheur passe par celui des autres permet d'agir sur nos souffrances afin de les réduire.

Christophe André, *La Force des émotions*
>Sans s'intéresser directement au bonheur, de nombreuses études ont établi des relations entre ce que les psychologues appellent le soutien social et l'adaptation aux situations stressantes. Le soutien social peut se définir en quatre composantes :
>- Soutien émotionnel : un ami compatit à votre peine après un deuil.
>- Soutien d'estime : vous vous sentez apprécié et reconnu.
>- Soutien informatif : une relation vous fait profiter de son expérience.
>- Soutien matériel : vos beaux-parents vous prêtent leur maison.

David Precht, *Qui suis-je et si je suis combien ? Voyage en philosophie*
>On est heureux de rendre heureux. L'empathie est un instinct que l'on retrouve dans chaque humain normalement constitué. (…) Ce qui rend heureux, ce sont les relations

interpersonnelles, puis le sentiment d'être utile. Ce n'est ni l'argent, ni l'apparence, ni l'intelligence ou la culture qui font le bonheur. Ce qui prime par-dessus tout, ce sont les relations sociales.

David Servan-Schreiber, *Guérir*
L'homme est profondément social. On ne peut pas vivre heureux sans trouver un sens dans notre relation au monde qui nous entoure, c'est-à-dire dans ce que nous apportons aux autres. (…) La notion de liberté a un coût : l'isolement, la souffrance (divorce, rupture des liens familiaux). C'est une des raisons pour lesquelles le taux de dépression augmente. (…) Pour les gens heureux, on décèle deux facteurs : ils ont des relations affectives stables et ils sont impliqués dans leur communauté (donner de son temps pour une cause).

Le dalaï-Lama et Howard Cutler, *L'art du bonheur*
Quantité d'études montrent que les gens malheureux ont tendance à être très préoccupés d'eux-mêmes, à se replier, à broyer du noir, à refuser tout en bloc. En revanche, les gens heureux sont plus sociables, souples, créatifs et plus aptes à tolérer les frustrations de la vie quotidienne. (…) Nourrir des sentiments d'affection renforce non seulement notre organisme mais aussi l'équilibre affectif. Il suffit, pour le comprendre, de songer à ce que nous éprouvons quand les autres nous témoignent chaleur et affection. Ces émotions, et les comportements positifs qui vont de pair, sont les garants d'une vie plus heureuse.

Gilles Azzopardi, *Manuel de manipulation*
Pour pouvoir donner, il faut avoir quelque chose à donner. (…) Quand on est mal dans sa peau, noyé dans ses problèmes, quand on ne peut pas grand-chose pour soi, on ne peut rien pour les autres. Au contraire, la générosité, c'est la contagion du bonheur. Ce qui est bon pour vous peut être un bien pour les autres.

Jean Guéhenno, *Dernières lumières, derniers plaisirs*
>Nous sommes tous les autres, et les autres sont nous. Nous ne vivons qu'avec les autres et par les autres, et toute l'histoire humaine est l'histoire d'une seule âme.

Saint-Exupéry, *Terre des hommes*
>*Il n'est qu'un luxe véritable, et c'est celui des relations humaines.*

Paul, professeur de philosophie :
Le bonheur avec les autres, ça j'y crois ! Cela nous détourne du repli sur soi. Seul, on finit par se poser la question : suis-je heureux ? Et l'on oublie les autres qui ont les mêmes préoccupations que nous et qui ont à les surmonter. Le bonheur va plutôt à la générosité qu'à une attention fébrile à soi-même. C'est à moi de faire le premier pas, à me tourner vers les autres. Mais il y a là une question de maturité dans la relation avec les autres. Une évolution est nécessaire : se détacher de soi-même est une obligation afin de porter attention aux autres, à l'extérieur. Toutefois, quand on évoque les autres, il faut faire attention à la pression de conformité, à l'esprit grégaire, contre lequel il est parfois bon et salutaire de réagir.

Nadine, mère au foyer :
Quand j'aide quelqu'un, ça m'apporte du bonheur, j'oublie mes soucis. Je me dis que j'ai soulagé cette personne. Là, il y a eu un soutien, même si on ne résout pas le problème. Il s'agit d'être là, avec la personne, physiquement et spirituellement. Cela me soulage, ça me remplit de joie quand je peux aider quelqu'un matériellement.

Le bonheur et l'amitié

Pour beaucoup d'auteurs, l'amitié est la condition du bonheur.

Epicure, *Maximes*
> De tous les biens, celui de l'amitié est de beaucoup le plus grand.

Saint Augustin, *Les Confessions*
> Oui, sans mes amis, je n'aurais pu être heureux (…) Ces amis, je les aimais d'une façon toute désintéressée, et je sentais bien que j'étais aimé d'eux pareillement.

Yu Dan, *Le bonheur selon Confucius*
> Les bons amis nous offrent le meilleur, les mauvais amis nous valent que des ennuis.

Paul, professeur de philosophie :
Le malheur de l'homme seul est qu'il n'est jamais contredit et fait les questions et réponses sans rencontrer d'adversaire qui le recadre. Les vrais amis servent à cela !

Jules, enseignant :
L'amitié, c'est une question d'alchimie et c'est aussi de l'amour. C'est certain que l'amitié joue un grand rôle dans le bonheur. On rencontre une personne, il ne se passe rien d'extraordinaire et pourtant on sait qu'il deviendra un pote, un ami. Il m'arrive aussi de rencontrer des personnes intéressantes et sympathiques, j'ai envie que des liens se créent et je fais tout pour ça et là, rien ! C'est tout de même très mystérieux, l'amitié. Je suis comme tout le monde, j'aime être reconnu, entouré, bien sûr, cela m'apporte beaucoup. J'aime quand on pense à moi et j'aime trouver des messages sur mon répondeur. Mais, il m'arrive également de connaître de longues périodes de solitude, pendant les vacances d'été par exemple, quand les collègues sont partis. Cela me permet de réfléchir et d'avoir d'autres activités. Le bonheur, c'est comme la vie, c'est un tout ; on a besoin d'amitié et on a aussi besoin de solitude.

Le bonheur dans l'instant présent

Vivre le moment présent suppose que la pensée soit ancrée dans l'instant. Très souvent, les gens passent à côté de moments heureux parce qu'ils ont l'esprit ailleurs ; ils ne sont pas dans « l'ici et maintenant. »

Pour Montaigne, les hommes ne savent pas vivre le présent. L'auteur développe dans ses *Essais* une morale de l'instant, audacieuse pour l'époque, car à contre-courant de la tradition catholique.

Plotin, *Ennéades*
> *Le bonheur est à chaque instant ainsi dans le présent (...) Le bonheur n'est pas une chose qui se développe, comme un discours, mais un état ; or un état existe entièrement dans le présent.*

Marc Aurèle, *Pensées pour moi-même*
> *Chacun ne vit que le moment présent. (...) Le reste, il a été vécu ou est dans l'incertain. Si tu t'exerces à vivre seulement ce que tu vis, c'est-à-dire le présent, tu pourras vivre tout le temps qui te reste jusqu'à la mort en le passant dans le calme.*

Montaigne, *Essais*, Livre III
> *Ils outrepassent le présent et ce qu'ils possèdent, pour servir à l'espérance et pour des ombrages et vaines images que la fantaisie leur met devant.*

Le dalaï-Lama et Howard Cutler, *L'art du bonheur*
> *Nous avons à notre disposition un corps et, surtout, un cerveau étonnant. Dès lors, j'estime que chaque minute est précieuse. Et même si le futur n'offre aucune garantie, notre existence quotidienne est pleine d'espoir. Nous n'avons aucune assurance d'être encore là demain. Et cependant, c'est sur la base de l'espoir que nous construisons notre*

avenir. C'est pour cela qu'il faut employer son temps au mieux.

Jacques Salomé, Sylvie Galland, *Si je m'écoutais je m'entendrais*
Je veux apprendre à être plus dans le présent, dans l'ici et maintenant et non dans l'entre-deux, soit figé ou perdu dans un passé qui me poursuit, soit enfermé dans la dépendance d'un futur toujours incertain et menaçant.

Luc Prioref, *Le Bonheur*
Non, un bonheur perdu ou projeté ne doit pas être le bonheur lui-même : il n'existe qu'au présent.

Pierre Hadot, *La philosophie comme manière de vivre*
Cette concentration sur le présent implique une double libération : du poids du passé et de la crainte de l'avenir. On se concentre sur ce que nous pouvons réellement faire : nous ne pouvons plus rien changer au passé, nous ne pouvons pas non plus agir sur ce qui n'est pas encore. Le présent, c'est le seul moment où nous pouvons agir.

Ecoutons les témoignages de Patrice et d'Olivier.
Patrice, entrepreneur :
Naturellement que c'est bien d'avoir des projets, des désirs mais il faudrait pouvoir penser au futur sans trop se concentrer sur lui. Vivre dans l'avenir ne permet pas de voir la réalité présente, c'est bien dommage. On atteint ses objectifs et ça ne nous rend pas heureux ; on passe d'un but à un autre sans profiter de quoi que ce soit. En revanche, vivre l'instant présent, c'est profiter de ce que l'on a déjà accompli et de ce que l'on est devenu. Cela permet également de prendre conscience du bonheur au quotidien, du fait d'être en bonne santé, d'avoir sa famille et ses amis.

Olivier, conférencier :
Le bonheur ne passe pas forcément par la réalisation de ses désirs. Quelqu'un de pleinement satisfait – qui n'a plus rien à attendre et à espérer – peut-il être heureux ? Il faut une certaine insatisfaction pour atteindre le bonheur. Le bonheur vit dans le présent et dans l'espoir.

Si je m'accroche à mon passé, à mes regrets ou encore à l'avenir et aux craintes qu'il m'inspire, je passe à côté du bonheur présent. Moi, j'ai mes petits trucs pour être heureux :
- Etre avec les autres sinon on se replie sur soi et s'éloigne du bonheur.
- L'humour : il est bon de rire de soi.
- Lâcher prise, oublier ses inquiétudes et là, la prière m'aide beaucoup, me tranquillise l'esprit.

Le bonheur et l'idée de la mort

Les stoïciens recommandaient de penser souvent à la mort, non pas par désir morbide, mais pour découvrir le sérieux de la vie. Il s'agit surtout de prendre conscience de la « valeur » de chaque instant que la mort peut soudainement interrompre. Il s'agit au fond de vivre « d'une manière extrêmement intense tant que la mort n'est pas là. »

Epicure, *Lettre à Ménécée*
> *Habitue-toi à penser que la mort n'est rien par rapport à nous. (…) La mort rend joyeuse la condition mortelle de la vie.*

André Gide, *Les nourritures terrestres*
> *Une pas assez constante pensée de la mort n'a donné pas assez de prix au plus petit instant de ta vie.*

Francesco et Luca Cavalli-Sforza, *La science du bonheur*
> *La mort est le meilleur allié des vivants. (…) Celui qui sait qu'il a la mort à ses trousses ne perd pas le temps qui lui reste à vivre à des niaiseries, mais il se consacrera, instant après instant, à ce qu'il estime le plus important, en sachant que le seul moment sur lequel il puisse compter est le moment présent.*

Jean Starobinski, *Montaigne en mouvement*
>La pensée de la mort opère un dégagement total, mais en même temps, elle redouble l'attention portée à chaque minute et à chaque objet qu'offre encore la vie.

Le dalaï-Lama et Howard Cutler, *L'art du bonheur*
>C'est cette conscience de l'impermanence que l'on encourage : couplée avec la prise en compte de l'énorme potentiel de l'existence humaine, elle nous confère un sens de l'urgence : chaque instant est précieux et nous devons en user au mieux.

Luc Prioref, *Le Bonheur*
>On commence par s'étonner de voir la mort fréquenter le bonheur, puis l'on s'aperçoit que c'est parce qu'il faudra mourir, qu'il faut avoir été heureux. (…) La seule idée de la mort ravive le bonheur au sein du tourment. (…) L'idée de la mort rend heureux.

Ecoutons le témoignage d'Emilienne qui constitue une véritable leçon de vie.

Emilienne, enseignante :
Je vais raconter quelque chose de très personnel. Il y a quelques années, je menais une petite vie bien tranquille. Par un bel après-midi d'automne, je me suis rendue chez mon médecin pour une fatigue passagère. Lorsqu'il m'a examinée, il semblait inquiet, mais s'efforçait de ne rien laisser paraître. Après des examens approfondis, le diagnostic était sans appel, j'étais atteinte d'une grave maladie. Pour moi, la terre semblait se refermer, je n'avais plus goût à rien et je passais mon temps à ruminer. J'ai été très bien soignée et je me suis rétablie, mais ma vie est à présent bien différente car je sais mieux que personne que mes jours sont comptés et que tout est éphémère. Aujourd'hui, la vie me semble plus belle, plus intéressante. Je sais que nous avons une chance extraordinaire d'être en vie et en bonne santé ! Le caractère fragile de l'existence la rend plus précieuse. Maintenant, je fais ce que j'ai envie de faire, je ne remets plus les choses au lendemain. Tout m'émeut, tout me fascine. Je me lance chaque jour un petit défi et j'adore ça. Et puis, on ne peut pas passer

sa vie à penser à la mort, mais j'avoue que cette expérience m'a beaucoup appris, elle a été ma plus belle leçon de vie !

Le bonheur conjugué au passé

Le passé, mémoire des jours heureux

Se souvenir des moments heureux peut « chasser le malheur présent. » Pour Jean-Jacques Rousseau, le bonheur se conjugue au passé. Dans ses *Confessions*, l'auteur se souvient d'une période heureuse vécue aux Charmettes avec madame de Warens, une vie simple dans la campagne et en harmonie avec la nature.

Jean-Jacques Rousseau, *Les Confessions*
> Ici commence le court bonheur de ma vie ; ici viennent les paisibles mais rapides moments qui m'ont donné le droit de dire que j'ai vécu. Moments précieux et si regrettés ! ah ! recommencez pour moi votre aimable cours ; coulez plus lentement dans mon souvenir, s'il est possible, que vous ne fîtes réellement dans votre fugitive succession.
>
> Je me levais avec le soleil, et j'étais heureux ; je me promenais, et j'étais heureux ; je voyais Maman, et j'étais heureux ; je la quittais, et j'étais heureux ; je parcourais les bois, les coteaux, j'errais dans les vallons, je lisais, j'étais oisif ; je travaillais au jardin, je cueillais les fruits, j'aidais au ménage, et le bonheur me suivait partout.

Alphonse de Lamartine, *Méditations poétiques*, « Le lac »
> Tout à coup des accents inconnus à la terre
> Du rivage charmé frappèrent les échos :
> Le flot fut attentif, et la voix qui m'est chère
> Laissa tomber ces mots :

> « Ô temps ! suspends ton vol ; et vous, heures propices,
> Suspendez votre cours :
> Laissez-nous savourer les rapides délices
> Des plus beaux de nos jours ! »

François René de Chateaubriand, *Mémoires d'outre-tombe*
> Je fus tiré de mes réflexions par le gazouillement d'une grive. (…) A l'instant, ce son magique fit reparaître à mes yeux le domaine paternel ; j'oubliai les catastrophes dont je venais d'être le témoin, et, transporté subitement dans le passé, je revis ces campagnes où j'entendis si souvent siffler la grive.

Marcel Proust, *Du côté de chez Swann*
> Et tout à coup le souvenir m'est apparu. Ce goût, c'était celui du petit morceau de madeleine que le dimanche matin à Combray (…) ma tante Léonie m'offrait après l'avoir trempé dans son infusion de thé ou de tilleul.

Moussa Nabati, *Guérir son enfant intérieur*
> Le passé ne s'efface pas. Il ne disparaîtra jamais, et heureusement d'ailleurs, dans la mesure où il représente les racines de l'être, ses fondations, la source et le réservoir, pour toute la vie, de son énergie vitale, de son inspiration et de sa créativité. (…) Le passé insuffle l'avenir.

Frédéric, médecin :
J'avais douze ans, peut-être treize. J'étais en vacances chez ma tante avec mon frère. Avec nos cousins, nous avions une totale liberté. Nous partions tous ensemble et loin, on pêchait dans les rivières à mains nues ! On chassait les serpents, on se promenait dans les sentiers des montagnes afin de cueillir des herbes aromatiques. Souvent, nous courions à travers champs. Je me souviens être monté sur un âne qui est parti au galop, j'ai dû sauter dans les herbes folles pour sauver ma peau ! Nous revenions chez ma tante seulement pour manger et dans quel état ? Ivres de fatigue, trempés de sueur, mais heureux ! Aujourd'hui encore, il m'arrive d'évoquer ces souvenirs.

Le passé ne recèle malheureusement pas uniquement de bons souvenirs. Lorsqu'il a été douloureux, voire traumatisant, il convient d'apprendre à en guérir.

Guérir de son passé

Comment pouvons-nous être heureux sans faire la paix avec notre vécu ? Au quotidien, nous réagissons « en référence avec notre passé. » Il faut être attentif à nos réactions, aux émotions négatives, à la colère et aux sensations de mal-être qui surviennent dans certaines circonstances car elles permettent de comprendre ce qui, dans le passé, nous a fait souffrir. Et cette vigilance nous permettra d'éviter, dans le futur, les situations qui pourraient nous fragiliser.

Karen Horney, psychanalyste renommée dans le traitement des névroses, affirme qu'il appartient à chaque individu de s'interroger, de se demander pourquoi tel sentiment et telle pensée surgissent à un moment précis (Karen Horney, *L'auto-analyse*). Catherine Bensaid, psychothérapeute, confirme ceci : « Un sentiment de malaise, d'angoisse, de tristesse ou de rage a toujours une raison d'être : il faut déceler l'insupportable de la situation qui le provoque, trouver le détail ou l'indice capable de nous amener sur le chemin de la compréhension. »

Moussa Nabati dans son livre, *Guérir son enfant intérieur*, s'attache à démontrer qu'en chacun de nous il y a « deux Moi » ; tout se passe, en effet, comme s'il y avait deux personnes en chaque individu, l'adulte que nous sommes devenus et « l'enfant intérieur », c'est-à-dire le petit garçon ou la petite fille que nous fûmes. Si le « Moi adulte » semble mener les opérations et être le maître à bord, il est aussi vrai qu'il se laisse souvent malmener par cette part « occulte » de lui-même, son enfant intérieur.

Catherine Bensaid, *Aime-toi, la vie t'aimera*
> *Il semble qu'un autre en nous se complaise à nous raconter des histoires tristes, un double qui nous juge avec sévérité et nous inhibe alors qu'il faudrait être particulièrement éloquents : à croire que nous portons en nous notre propre ennemi ! (…) « Monsieur mon passé, laissez-moi passer. » S'il est une sorte de déterminisme, conséquence de notre passé, qui nous induit à suivre une direction plutôt qu'une autre, il faut savoir que la prise de conscience des mécanismes complexes mis en jeu est déjà un moyen de s'en libérer. Seule la compréhension de ce qui fait mal peut permettre un jour d'en guérir.*

Françoise Dolto, *La difficulté de vivre*
> *Il y a un refoulement de l'enfance chez les adultes et beaucoup ont eu une enfance qu'ils n'ont pas encore terminée. (…) ils continuent d'avoir une attitude d'enfants vis-à-vis d'autres personnes qui leur semblent des … adultes.*

Hélène Mathieu, *Et vos enfants auront une personnalité bien affirmée*
> *Le passé agit parfois sur vous comme pieuvre tentaculaire ? Il ne s'agit pas tant réellement du passé que de la façon dont vous vous souvenez de ce passé. Il est important de comprendre en quoi il exerce une emprise sur vous, vous privant de votre libre arbitre. Il est indispensable d'accepter l'éclosion de cette souffrance qui l'accompagne, et de vous remplir d'humanité.*

Le dalaï-Lama et Howard Cutler, *L'art du bonheur*
> *Il est des souffrances inévitables, et d'autres que nous nous créons. Trop souvent, nous perpétuons notre douleur, nous l'alimentons mentalement en rouvrant inlassablement nos blessures, ce qui ne fait qu'accentuer notre sentiment d'injustice. Nous revenons sur nos souvenirs douloureux avec le désir inconscient que cela sera de nature à modifier la situation - en vain. (…) Souvent, on refuse de renoncer au passé, on s'accroche à une apparence ou à des aptitudes*

passées, alors il est certain que l'on ne se prépare pas une vieillesse heureuse.

Moussa Nabati, Guérir son enfant intérieur
Pacifier ses liens avec son passé, surtout lorsqu'il a été traumatique, réaliser son travail de deuil, se pardonner à soi-même les blessures endurées, ne signifie pas lutter contre le passé ou l'oublier, mais le reconnaître, l'assimiler pour véritablement s'en séparer et, mieux encore, métamorphoser le vil plomb en or et les ténèbres en lumière !

Simone Korff Sausse, Dialogue avec mon psychanalyste
Il reste en chacun de nous des parties infantiles qui orientent notre existence. L'un des buts de la psychanalyse est de libérer cet infantile. (…) On ne retrouve jamais le passé, on le reconstruit, voire même on le construit.

Isabelle, journaliste :
A toutes les personnes qui recherchent le bonheur, j'ai envie de dire – avant toute chose – réconciliez-vous avec votre passé, laissez tomber le ressentiment, acceptez ce qu'on ne peut pas changer et digérez les vieilles histoires familiales. Il y a aussi des regrets qui pèsent énormément. Beaucoup d'entre eux concernent les études et la formation que l'on aurait dû faire pour avoir un meilleur emploi, mais il faudrait voir aussi le bon côté des choses : ces regrets peuvent nous être utiles ; ils nous poussent à agir, à modifier notre comportement et ils permettent d'anticiper les difficultés. Il y a dans notre passé de précieuses leçons.

Ecoutons le témoignage de Jacques, psychologue, qui nous parle de sa relation avec un passé sentimental douloureux :
Je fais attention à ce que le passé ne m'enferme pas, qu'il ne m'empêche pas d'avancer, qu'il ne m'empêche pas de vivre. Le passé a sa place, mais je ne veux pas être enfermé dans la chambre du passé. Je vais y faire un tour de temps en temps, mais je ne m'y enferme pas parce que ça suinte ; il y a des plaintes et de la souffrance. Je refuse d'être victime du passé. Plus on avance dans la

vie et plus les moments sont intenses parce qu'ils sont nourris de tout ce que nous avons vécu.

Sylvie, comptable :
Et c'est vrai qu'il faut arriver à se détacher de ce fardeau que l'on traîne depuis notre enfance et qui s'alourdit avec notre prise de conscience. Je crois que chez certains, cette libération vient avec la mort de leurs parents. Mais d'un autre côté, quand on devient parent, on s'empresse bien de reproduire, et d'aller chercher dans le fardeau familial les réponses à nos inquiétudes, puis on réfléchit, on évolue. Quand au bonheur, il faut savoir le prendre, en prendre conscience, le chercher car il y en a toujours quelque part. Je pense que l'on ne dit pas assez de paroles positives (pensez à ce que vous avez dit dans la journée.)

De la nécessité du pardon

Revivre de façon incessante le passé, ruminer tout le mal que nous avons subi est dangereux dans la mesure où nous nous interdisons de vivre l'instant présent. Tandis que nous nous laissons malmener par des souvenirs douloureux, la vie nous échappe. Pardonner est grandement salutaire car c'est rompre avec tout ressentiment. Pardonner à quelqu'un, c'est d'abord se pardonner à soi-même et réaliser un ultime effort pour vivre en paix. En ce sens, le pardon est une étape pour accéder au bonheur.

Le pardon est lié à l'amour de soi car comment s'aimer lorsqu'on est plein de rancune et de haine ? De plus, il y a un danger à retourner inconsciemment tout ce poison contre soi. Freud (*Malaise dans la civilisation*) affirme qu'il existe une agressivité naturelle de l'homme, mais que celle-ci est partiellement inhibée car la société l'exige. Cependant, cette hostilité primaire est « intériorisée » par l'individu, reprise par le Surmoi et retournée « contre le propre Moi ».

Gilles Azzopardi, *Manuel de manipulation*
   On pardonne, quand c'est pardonnable, ou alors on va jouer ailleurs. Car les vendettas entraînent d'interminables conflits. Et au lieu de guérir ses blessures, d'avancer, on les laisse ouvertes, on piétine. Comme il est dit dans le Talmud : « Vivez bien. C'est la meilleure des vengeances. »

Jacques Duquesne, *Le bonheur en 36 vertus*
   Le pardon est le don total. Autrement dit, pardonner, c'est quelque peu se sacrifier en faveur de l'autre. Si je pardonne, c'est pour que l'autre existe. (...) Le pardon permet aussi la paix. Et, pour le croyant, il se réclame d'une certaine logique : comment espérer être pardonné si l'on ne pardonne pas ?

Jerry Minchinton, *52 clés pour améliorer l'estime de soi*
   La rancune nuit plus à celui qui l'entretient qu'à celui qui en est l'objet. En refusant de pardonner, les sentiments négatifs que vous ressassez ont un effet délétère sur votre santé et votre caractère. Et puis, vous enclenchez à votre insu un cercle infernal : en ruminant ces malheureux incidents du passé, vous vous exposez davantage à des situations désagréables.

Stephan Bodian, *La méditation pour les nuls*
   Si le ressentiment – qui est simplement une autre façon de nommer une colère ancienne accumulée pendant des mois et des années – est le magma répugnant qui empêche le flot d'amour de circuler librement dans le cœur, le pardon représente alors le solvant universel qui le libère. Vous pouvez nourrir un ressentiment contre une personne en particulier ou un ensemble de personnes remontant à votre tendre enfance. Quelle que soit votre situation, vous pouvez dissoudre ce ressentiment – encore faut-il le vouloir !

Yu Dan, *Le bonheur selon Confucius*
   Si nous réagissons constamment aux torts qui nous sont faits par la malveillance et la rancune, nous serons pris dans un cercle vicieux. Nous ne sacrifierons pas seulement notre

propre bonheur mais aussi celui de nos petits-enfants. (...) Affrontez les outrages avec calme, largeur d'esprit. Confucius ajoutait qu'il nous faut réserver nos sentiments et nos talents aux situations qui les méritent.

Ecoutons l'émouvant témoignage de Marlène, mère au foyer, juriste de formation :

Il y a une bonne et une mauvaise façon de réfléchir à son passé. La mauvaise consiste à se laisser engluer par lui, à le laisser nous gâcher la vie. Et ça, c'est d'une certaine façon se condamner à rester éternellement la petite fille qui a été malmenée par ses parents. C'est très négatif car cela revient à oublier de vivre le présent, à le sacrifier. Or, c'est à partir du présent que l'on construit l'avenir. La bonne manière de réfléchir à son passé est de s'interroger ou plutôt d'interroger nos parents afin de comprendre pourquoi ils ont agi comme ils l'ont fait. Peut-être ont-ils reproduit ce qu'ils avaient eux-mêmes vécu. Connaître, mais pas seulement, comprendre son histoire familiale peut beaucoup apporter. Il faut savoir quels enfants ont été nos parents et quel genre de relations ils entretenaient avec leurs propres parents. On ne peut pas donner ce qu'on n'a pas soi-même reçu. Comment donner de la tendresse et des marques d'affection quand on a soi-même eu que des coups et des gifles ? Accepter que ses parents ne soient pas parfaits, qu'ils ont fait des erreurs, c'est devenir vraiment adulte. Au contraire, vouloir régler ses comptes avec eux, leur faire payer je ne sais pas quoi, bref se venger d'eux, c'est rester un petit enfant. Et puis de quel droit les juger ? Je suis mère aussi, je ne sais pas comment je réagirais si mon fils venait me dire un jour que je me suis très mal conduite avec lui alors que j'aurais plutôt le sentiment d'avoir fait de mon mieux ! Et puis, c'était quand nous étions enfants qu'on avait besoin des parents, pas aujourd'hui. Pourquoi venir les accabler avec une souffrance d'adulte qui peut très bien ne jamais être entendue. J'en ai beaucoup voulu à mon père, de n'avoir jamais été là pour moi, d'avoir toujours été si distant puis un jour, après des années de souffrance et mûre réflexion, j'ai décidé de passer à autre chose, j'ai décidé que j'en avais fini avec ce passé qui me faisait tellement souffrir. Cela n'a pas été facile, je suis passée par plusieurs stades : la rancune, la colère, le dégoût et l'envie de lui dire ses quatre vérités ! Mais on ne peut pas se complaire éternellement dans un rôle de victime. Je veux être une adulte libre et responsable et j'ai donc le choix : soit je reste avec cette colère qui m'a fait tant souffrir et qui m'a empêchée d'aller de l'avant, soit je pardonne et j'ai pardonné. Attention, quand je dis que j'ai pardonné, cela n'a rien d'héroïque, j'ai pardonné pour moi, mais je n'ai rien oublié de mon passé ! J'ai pardonné pour être mieux avec moi-même. Maintenant, j'ai changé, je me sens beaucoup plus sereine et apaisée et oui, je peux dire que le pardon fait aussi partie du bonheur.

Le bonheur dans le futur

On sous-estime grandement la part de l'imprévu dans le bonheur ; le bonheur ne suit pas un modèle, un plan bien établi et c'est peut-être ce que nous avons tant de mal à accepter. Les choses se déroulent rarement telles qu'on avait pu les prévoir.

Accepter la surprise que nous offre parfois la vie est la clé du bonheur, mais cela demande de ne pas trop se concentrer sur des projets dont on croit qu'ils vont nous apporter le bonheur et qui, finalement, nous déçoivent.

Jean-Jacques Rousseau, *La Nouvelle Héloïse*
> Malheur à qui n'a plus rien à désirer ! il perd pour ainsi dire tout ce qu'il possède. On jouit moins de ce qu'on obtient que de ce qu'on espère, et l'on n'est heureux qu'avant d'être heureux.

Henri Bergson, *L'énergie spirituelle*
> Toute conscience est anticipation de l'avenir. (…) L'avenir est là ; il nous appelle : cette traction ininterrompue est cause que nous agissons continuellement. Toute action est un empiètement sur l'avenir.

Gilles Lipovetsky, *Le bonheur paradoxal*
> Le bonheur à venir ne se confond pas avec un bonheur illusoire car il est aussi ce qui permet de donner confiance dans la vie, de nous projeter dans l'avenir avec quelque optimisme.

Le dalaï-Lama et Howard Cutler, *L'art du bonheur*
> Aussi le futur est-il pour une large mesure entre nos mains, dans les initiatives que nous saurons prendre dès aujourd'hui.

Le futur ne doit pas faire oublier l'instant présent

Il est fondamental d'avoir des objectifs – personnels ou professionnels – car nous avons besoin de nous projeter dans le futur. Selon Alain, l'homme n'est heureux que de *vouloir et d'inventer*. Néanmoins, l'avenir tel que nous l'imaginons recèle un danger, celui d'oublier de vivre l'instant présent et de se contenter de rêver… faute de mieux.

Catherine Bensaid, *Aime-toi, la vie t'aimera*
> « Un jour, plus tard… » Il est parfois plus facile de rêver sa vie que de se donner, ici et maintenant, les moyens de la satisfaire. (…) Et face à cette déception, à cette vie qui ne répond pas à nos attentes, nous cherchons un moyen de rendre supportable ce qui ne l'est pas : nous projetons dans un futur hypothétique nos désirs inassouvis.

Jean d'Ormesson, *C'était bien*
> Le bonheur s'étouffe lui-même dans le présent et [est] surtout vif dans l'avenir à l'état d'espérance, le plus souvent trompeuse.

Luc Prioref, *Le Bonheur*
> L'avenir et le passé sont deux refuges du bonheur, qui ne veut pas se faire sentir lorsqu'il est réellement présent.

Michel Faucheux, *Histoire du bonheur*
> Le bonheur se nourrit de la nostalgie ou se projette dans un futur indéfini.

Paul, professeur de philosophie :
On se fait souvent une fausse image du bonheur. Si l'on imagine le bonheur comme un événement qui pourrait arriver, on risque d'être déçu. Parfois, on vise trop haut et l'expérience démontre que c'est une mauvaise stratégie à l'instar d'un travailleur portugais qui, parce qu'il est bardé de diplômes, est persuadé qu'arrivé en France, il devrait occuper un poste à hautes responsabilités. Un de ses compatriotes a affirmé qu'il a, au contraire, choisi de tout recommencer, d'être au ras des pâquerettes afin d'avoir l'espoir d'évoluer dans sa carrière. L'avenir est incertain ; l'événement peut être meilleur ou pire qu'on ne l'avait prévu. L'événement se passe rarement comme on l'avait imaginé. On ne peut jamais tout prévoir.

Marcel, enseignant :
Je crois que le bonheur est fortement lié à nos attentes. Après, tout dépend évidemment de notre manière de vivre cette attente et bien sûr de la réalisation ou non de nos désirs. Notre erreur est d'oublier que le bonheur peut venir de l'inattendu et Dieu sait combien la vie nous réserve parfois des surprises : une rencontre, une opportunité professionnelle, la découverte d'un nouveau centre d'intérêt… Nous vivons dans l'attente, nous attendons toujours quelque chose. Nous sommes hyper conscients de l'avenir et sans doute plus que les générations précédentes en raison de la crise et de la précarité de l'emploi. Quand on y réfléchit bien, notre présent est surtout fait de désirs et d'espoirs, mais on ne peut pas passer sa vie à attendre. Il me semble que le chemin à parcourir, c'est-à-dire l'existence est bien plus intéressante que le poteau d'arrivée.

Le bonheur et la spiritualité

C'est peut-être parce que la foi nous rend plus sensibles aux autres, qu'elle nous enseigne l'idée du partage et qu'elle représente un réconfort dans l'adversité, qu'elle constitue une des voies du bonheur.

G. W. Leibniz, *Sentiment de M. Leibniz sur le livre de M. de Cambray et sur l'amour de Dieu désintéressé*

> *Or l'amour divin est infiniment au-dessus des amours des créatures.*

Nicolas Malebranche, *Traité de morale*
> *Dieu seul est notre fin, Dieu seul est notre bien (...) Et l'amour-propre, ou le désir invincible d'être heureux est le motif qui doit nous faire aimer Dieu, nous unir à lui, nous soumettre à sa loi. Car nous ne sommes point à nous-mêmes. (...) Dieu seul possède la puissance. Nous voulons invinciblement être heureux : nous devons donc obéir inviolablement à sa loi.*

Pascal, *Pensées*, I
> *Il faut que pour rendre l'homme heureux elle lui montre qu'il y a un Dieu, qu'on est obligé de l'aimer, que notre vraie félicité est d'être en lui et notre unique mal d'être séparé de lui, qu'elle reconnaisse que nous sommes pleins de ténèbres qui nous empêchent de le connaître et de l'aimer.*

Christophe André, *La Force des émotions*
> *Toutes les études convergent pour dire que les personnes pratiquantes sont en moyenne plus heureuses que les non-pratiquants. (...) La religion agirait par plusieurs mécanismes : croyances, sentiment d'appartenance à un groupe qui vous soutient, valorisation des habitudes de vie régulière.*

Georges Hourdin, *Le Bonheur*
> La joie de vivre soutient mes jours. Mais elle me laisse un goût d'inachevé dans la bouche. Je ne trouve pas sur terre un bonheur sans mélange ou alors sous une forme très passagère, alors que notre goût d'absolu nous convainc qu'il existe un autre monde et une autre réalité.

Le dalaï-Lama et Howard Cutler, *L'art du bonheur*
> En Occident, beaucoup de gens trouvent le bonheur dans la foi religieuse. (…) Pour que la religion ait plus d'impact sur le monde, je crois important que chaque pratiquant suive sincèrement les enseignements de sa religion, quelle qu'elle soit. Quel que soit l'endroit où l'on vit, il faut intégrer ces enseignements dans sa vie personnelle, pour y puiser une force intérieure. Et il faut aussi acquérir une connaissance approfondie des idées qui font une religion, pas seulement au niveau intellectuel, mais en les ressentant intensément pour qu'elles fassent partie de l'expérience intérieure. (…) De récentes enquêtes paraissent confirmer que la foi contribue de façon substantielle au bonheur, et attestent que les gens qui sont animés d'une foi, quelle qu'elle soit, se sentent en général plus heureux que les athées. D'après ces études, la foi permet de mieux affronter l'âge, les périodes critiques ou les événements traumatisants.

Paul, professeur de philosophie :
J'ai la croyance intime que Dieu est foncièrement épris du bonheur des hommes et que c'est lui manquer de confiance que d'être découragé, de jeter le manche après la cognée. Dire sans cesse : on ne va pas s'en sortir, c'est pécher contre l'esprit qui a toujours une solution inattendue à inventer. Je tire ma démonstration de la parabole du débiteur insolvable. Voilà un homme en proie à une dette énorme et qui ne voit pas comment se tirer d'affaire, en cherchant bien, une petite créance qu'on lui doit est loin d'éponger cette dette considérable. Or, le maître en lui faisant mainlevée de cette hypothèque le met financièrement à l'aise pour qu'il n'ait pas à persécuter celui qui lui doit une somme mineure. (…) Mais la sagesse de Dieu, dont le jugement de Salomon est un exemple, est infiniment

supérieure à nos calculs de boutiquiers. L'image de Dieu qui nous sert d'idéal et de réfutation à toutes les formes de défaitisme est la générosité ou la grandeur d'âme, la mégalopsychia dont parlait Aristote dans l'Ethique à Nicomaque, bien loin de la mégalomanie et du culte de l'égo, qui replie chacun sur soi, au lieu de nous ouvrir fraternellement aux valeurs supérieures où le très Haut nous attend tous.

Lydie, **assistante maternelle** :
Oui, la religion contribue au bonheur. Je m'en rends vraiment compte quand je vois les malheurs des non-croyants : des vies conjugales dissolues, l'absence de respect entre les époux, l'éducation des enfants et ses conséquences telles que les relations sexuelles précoces et les grossesses des adolescentes. La foi m'apporte la sérénité, l'apaisement du cœur ; je n'ai pas peur de l'avenir. Le partage est aussi important, avec les croyants quand nous sommes en groupe, il n'y a pas de faux-semblant, tout est sincère.

Nadine, mère au foyer :
Nos rencontres mensuelles, ce sont des moments de bonheur. On partage toutes les mêmes préoccupations, la même parole et ça m'apporte quelque chose, ça m'apaise. Je tiens à venir prier et étudier avec les autres, ça me donne de l'énergie ; je sors de mon cafard. Et quand je ne lis pas les textes sacrés, je sens un manque. Quand j'aide quelqu'un, ça m'aide, je me dis que j'ai été là pour lui, physiquement et spirituellement et ce, même si nous n'avons pas trouvé de solution.

Le bonheur est en nous

Le bonheur, très souvent, se trouve en nous. Nul besoin de rechercher à l'extérieur ce qui se trouve à l'intérieur de nous-mêmes. Savourons l'enseignement de Marc Aurèle et retenons l'idée que chacun doit vivre selon sa nature, c'est-à-dire selon son « principe directeur » sans se préoccuper de ce que font les autres.

Marc Aurèle, *Pensées pour moi-même*
> *Nulle part, en effet, l'homme ne trouve de plus tranquille et de plus calme retraite que dans son âme, surtout s'il possède, en son for intérieur, ces notions sur lesquelles il suffit de se pencher pour acquérir aussitôt une quiétude absolue.*

Plotin, *Ennéades*
> *L'homme sage n'a besoin que de lui-même pour être heureux.*

Jean-Jacques Rousseau, *Rêveries du promeneur solitaire*
> *L'habitude de rentrer en moi-même me fit perdre enfin le sentiment et presque le souvenir de mes maux. J'appris ainsi par ma propre expérience que la source du vrai bonheur est en nous, et qu'il ne dépend pas des hommes de rendre vraiment misérable celui qui sait vouloir être heureux.*

Yu Dan, *Le bonheur selon Confucius*
> *Tout le monde espère mener une existence heureuse, mais le bonheur n'est qu'un sentiment, lequel n'a rien à voir avec la richesse ou la pauvreté, et dépend de notre être intérieur.*

Emilienne, enseignante :
J'entends souvent dire que la solitude est un malheur. C'est faux. La solitude est indispensable pour beaucoup d'entre nous. Quand on vit une période délicate, on a besoin de se retrouver, d'être en tête-à-tête avec soi-même pour faire le point. Oui, la solitude est donc parfois recherchée, acceptée et non subie. Je me souviens avoir passé un week-end abominable chez des proches. Plusieurs incidents se sont déroulés durant deux jours et par moment, j'avais envie d'exploser de colère ! Après ce fâcheux épisode, j'ai ressenti le besoin impérieux d'être seule comme pour panser mes blessures. Je ne souhaitais voir personne ni parler au téléphone. Après trois semaines passées ainsi, j'ai pu dire que la solitude a été salutaire. C'était comme après un mauvais rêve, je me suis sentie à nouveau enthousiaste. Je sais que certaines personnes ont vécu une expérience similaire après une rupture sentimentale. Oui, le chemin vers soi-même est long et douloureux, mais il en vaut la peine. On

apprend chaque jour à se connaître et surtout à s'apprécier. Ne cherchons plus le bonheur à l'extérieur, ne courons plus après les autres car le véritable bonheur est en nous. Oui, on l'oublie trop souvent, le bonheur ne dépend de personne d'autre que nous.

Le bonheur dans la pensée

Le pouvoir de la pensée est double car celle-ci peut faire notre bonheur ou notre malheur. Selon Stephan Bodian, psychothérapeute, il ne faut pas trop accorder d'importance aux pensées dans la mesure où ces dernières ne reflètent pas la réalité. Nous n'avons qu'un contrôle partiel de notre conscience et certaines idées peuvent vite devenir obsessionnelles : « Au lieu de se disperser, les mêmes pensées tristes ou effrayantes, les mêmes souvenirs douloureux passent en boucle dans votre conscience comme un vieux vinyle bloqué sur le même sillon. » (*Zen ! La méditation pour les nuls*).

Pour Kant, l'usage de la raison ne fait pas le bonheur. Au contraire, plus un individu a de raison et moins il a de chance d'être heureux ! Selon André Gide, celui « qui pense et qui est heureux est vraiment fort. »

Néanmoins, la pensée a beaucoup à apporter au bonheur, mais seulement si elle est maîtrisée. Il s'agit d'avoir des pensées positives et non pas de ruminer dans son coin. C'est, en tout cas, ce qu'a démontré le psychologue irlandais Joseph Murphy (*Exploitez la puissance de votre subconscient*) : « Le bonheur est dans notre pensée. Il n'y a de blocage au bonheur que dans notre pensée et dans notre imagerie mentale. »

Catherine Barry, *Paroles du Dalaï Lama aux femmes*
> *Le bonheur dépend surtout de l'état de notre esprit. Jouir du bonheur temporel demande d'avoir d'abord l'esprit et le cœur en paix.*

Catherine Bensaid, *Aime-toi, la vie t'aimera*
> *Mais les pensées qui nous traversent l'esprit, tout étrangères et dérangeantes qu'elles soient, nous en avons conscience. Nous avons le pouvoir de les entendre ; et nous en avons même le devoir. Elles nous permettent, à en déchiffrer le sens, d'avoir accès à ce monde invisible qui nous gouverne. Nous pouvons ainsi apprendre peu à peu à guider nos réflexions dans la bonne direction, loin des chemins tortueux qu'elles semblent être trop facilement tentées de suivre.*

Dale Carnegie, *Comment se faire des amis*
> *Il est certain que le plus sûr moyen de connaître le bonheur serait de contrôler nos pensées. La félicité ne dépend pas des conditions extérieures, elle est régie par notre attitude mentale. Oui, notre satisfaction ne vient pas de ce que nous possédons, de ce que nous faisons, ni du lieu où nous nous trouvons ; elle vient de ce que nous pensons.*

Jerry Minchinton, *52 clés pour améliorer l'estime de soi*
> *Etre heureux est un état d'esprit. (…) Pour y parvenir, souvenez-vous des grandes joies de votre existence et des sensations que vous éprouviez alors, puis efforcez-vous de les retrouver. Il en va du bonheur comme de l'estime de soi : il est de notre propre ressort.*

Joseph Murphy, *Exploitez la puissance de votre subconscient*
> *Le bonheur est dans notre pensée. Il n'y a de blocage au bonheur que dans notre pensée et dans notre imagerie mentale.*

Luc Prioref, *Le Bonheur*
> *Si l'on prend en compte le fait que l'on possède des idées et une faculté de penser, on peut bientôt en déduire quelques manières de se rendre heureux par la seule force de sa pensée maîtrisée.*

Yu Dan, *Le bonheur selon Confucius*
La pensée positive est l'une des forces les plus puissantes au monde, et ce à quoi nous aspirons tous au fond, ce n'est pas à la richesse matérielle, mais au luxe d'un voyage spirituel.

Paul, professeur de philosophie :
La pensée est un flux de représentations, nous ne sommes pas maîtres de nos pensées. Les Anglais évoquent souvent une prophétie à réalisation automatique, une pensée de la crise, ainsi l'attente du mal provoque ce dernier. Les généraux qui ont eu cette attente inconsciente de la défaite ont effectivement échoué. Il y a un phénomène qui fut mis en évidence par Blum et Rosenthal, deux psychologues américains, à partir d'une expérience en double aveugle de prévisions de résultats scolaires et montrent en particulier l'effet déplorable d'une stigmatisation d'élèves injustement disqualifiés. Je me suis donné comme devise cette maxime de Spinoza au livre V de L'Ethique : « hilaritas excessum habere nequit » - la gaîté ne peut pas connaître d'excès. Que nous soyons croyants, athées ou simples agnostiques, toute pensée dépressive est une mauvaise pensée.

Jean-Louis, psychologue :
Il est particulièrement difficile de contrôler ses pensées. Dans la méditation, elles sont considérées comme des nuages qui passent dans le ciel, il faut les regarder passer sans juger, les observer de l'extérieur. Les difficultés apparaissent quand on tente d'oublier ses souvenirs. Il faut, au contraire, avoir pleinement conscience de ses souvenirs, de nos pensées et de nos émotions. Le lâcher-prise est indispensable, c'est-à-dire qu'il convient de s'abstenir de juger, d'analyser ou de chercher à comprendre un souvenir. Nous ne pouvons pas contrôler ces événements psychiques car ils sont incontrôlables. Alors, cessons de chercher des solutions à des problèmes qui n'en ont pas et commençons à vivre. Vivre l'instant présent, c'est se concentrer sur ce que nous vivons, cela s'approche des pratiques bouddhistes ; on apprend à développer sa conscience et sa concentration.

Le bonheur dans la sérénité

Voltaire trouva le bonheur dans sa vieillesse : « Comment j'ai fait pour me rendre le plus heureux de tous les hommes. Je m'en tiens au fait, tout simplement, sans raisonner. » (Max Gallo, *« Moi, j'écris pour agir »* - *Vie de Voltaire*.)

Voltaire, *La correspondance de madame du Deffand avec Voltaire*
Les hommes sont bien bêtes et bien fous. Prenez-les pour ce qu'ils sont, et vivez aussi heureux que vous le pouvez, en les méprisant, et en les tolérant.

Catherine, thérapeute :
La sérénité peut être une épreuve ; c'est surtout après un échec ou face à la difficulté que l'on mesure combien il est difficile d'être serein. Je répète souvent qu'un échec n'est pas la fin du monde ni l'occasion de se lamenter, c'est plutôt une opportunité, une épreuve riche d'enseignement. La difficulté, c'est aussi l'occasion d'apprendre et de se dépasser. En tout cas, il est bon de se souvenir que le meilleur est à venir même si nous connaissons quelques déconvenues. Dans les relations avec les autres, notre sérénité est mise à l'épreuve. Il faut savoir relativiser, oublier et tourner la page pour toutes les choses qui n'ont pas une réelle importance. Je connais des personnes qui ont le « don » de transformer une taupinière en montagne, qui se torturent elles-mêmes et qui se rendent très malades et très déprimées. D'autres, au contraire, semblent toujours gaies comme si les ennuis ne les affectaient pas. Elles ne se laissent pas atteindre, elles continuent leur chemin malgré tout car il y a bien des choses qui nous contrarient mais qui ne valent pas la peine. Il est certain que la sérénité contribue beaucoup à notre bonheur.

Un travail sur soi

Devenir un meilleur compagnon pour soi-même exige un travail sur soi. Le premier de ce travail, et non le moindre, consiste à changer son discours intérieur.

Francesco et Luca Cavalli-Sforza, *La science du bonheur*
> *Pour devenir heureux, c'est soi-même qu'il faut savoir changer. Voilà une leçon que nous pouvons apprendre à la lecture des grands philosophes. (…) Ce n'est qu'en travaillant à développer notre conscience personnelle, en améliorant notre compréhension de nous-mêmes, des autres et de tout le reste que nous pouvons espérer devenir durablement heureux. (…) Une bonne part des tourments qui rendent la vie difficile proviennent de notre intériorité ; il faut les affronter et en comprendre les raisons.*

Changer son discours intérieur

Lorsqu'on souhaite changer afin d'être mieux avec soi-même et plus heureux, il faut redoubler de vigilance sur sa vie intérieure. Il convient, en effet, d'effectuer un travail cognitif qui consiste à surveiller ses pensées et à réfléchir : sont-elles justes, exagérées, qu'expriment-elles exactement ? Très souvent, il est nécessaire de substituer à ces pensées négatives des pensées plus rationnelles.

Ceci est très important dans la mesure où notre discours intérieur, c'est-à-dire tout ce qu'on se dit toute la journée exerce une influence considérable sur l'image que nous nous faisons de nous-mêmes.

Catherine Barry, *Paroles du Dalaï Lama aux femmes*
> *Les pulsions qui nous poussent à penser que nous ne sommes bons à rien ou que nous sommes inutiles doivent être amoindries et détruites dès qu'elles surgissent afin de nous permettre d'apprécier le formidable potentiel qui existe en chacun de nous et de poser un autre regard sur soi et sur les autres.*

Catherine Bensaid, *Aime-toi, la vie t'aimera*
> *A nous de découvrir dans les méandres de notre discours intérieur ces douleurs qui nous empêchent de vivre, afin de laisser place à ces désirs qui nous font vivre.*

Jack Gordon, Windy Dryden, *Comment être heureux (enfin !)*
> *Réalisez qu'il est presque impossible de vous perturber et de rester perturbé de quelque façon que ce soit si vous renoncez vraiment à vos exigences dogmatiques, vos devoir et falloir, pour les remplacer par des désirs et préférences flexibles. (…) Changer votre mode de pensée n'est pas si facile que cela. En fait, ce n'est pas facile du tout ; cela demande un effort et un entraînement persistants de contestation de vos croyances irrationnelles, au point qu'elles vous apparaissent fausses ou infondées et ne puissent être défendues rationnellement. Quand saurez-vous que vous y avez vraiment renoncé ? Ce n'est que lorsque vos troubles émotionnels auront disparu que vous aurez vraiment réussi à vous convaincre de la vérité de vos réponses rationnelles.*

Yves, psychologue :
Les événements s'agencent et prennent la forme d'histoires que nous nous racontons et qui habillent notre monde. Le bonheur est lié à la façon dont on se raconte nos histoires et c'est peut-être là où réside le danger, on ne doit pas sombrer dans un certain négativisme et pour cela il est bon de réorienter notre discours intérieur. En effet, on organise des liens de cause à effet pour que les choses prennent sens à nos yeux. On passe notre temps à se raconter des histoires et à interpréter. On peut donc dire que nos représentations mentales jouent un grand rôle dans le bonheur. Il est prouvé que le fait de

penser de façon négative demande moins d'effort. On pourrait être plus heureux en changeant notre regard sur les choses car un même fait peut être interprété de multiples façons. Certains points de vues débouchent sur des émotions tristes et d'autres sur des émotions positives.

Ne pas se dévaloriser

Dans la dévalorisation de soi-même, tout se passe comme si le désir était hypertrophié, exagéré, enflé ; dans son discours intérieur, c'est la litanie des « je dois », « il faut ». Pourquoi faut-il – de manière impérative – réussir, s'acharner à obtenir l'approbation de certaines personnes ? On veut, donc on doit ! N'est-ce pas là un manque de sagesse et de discernement ou le désir enfantin de faire coïncider ses désirs et la réalité ? L'essentiel ne serait-il pas de faire de son mieux et de se rappeler le principe des stoïciens : « Il y a des choses qui dépendent de nous et d'autres qui n'en dépendent pas » ?

La plus absurde des attitudes est de se fustiger et de se traiter de tous les noms dès que nous venons à faillir. L'attitude la plus judicieuse serait d'analyser ses erreurs et d'en tirer des leçons car elles sont riches d'enseignement.

Marlène, mère au foyer :
On a tous eu, à un moment ou à un autre, l'impression d'avoir été manipulé, d'être victime en quelque sorte. C'est la collègue qui joue la bonne copine pour vous refiler un dossier dont elle ne veut pas. Ce sont des personnes qui, au nom de l'amitié, se servent de vous en vous faisant jouer un rôle que vous ne voulez pas jouer. J'ai parfois culpabilisé en réalisant la chose après-coup. Aujourd'hui, ce genre d'expérience m'arrive de moins en moins car je me méfie beaucoup. Je l'avoue volontiers, se retrouver dans une position de victime signifie que l'on n'a pas une très bonne image de soi, qu'on se dévalorise et qu'inconsciemment on cherche cette soumission à l'autre. Les gens qui se dévalorisent ne savent pas assumer leurs

échecs, ils ne savent pas les digérer pour passer à autre chose. Il me semble que je devrais être plus tolérante envers moi-même et comprendre que les erreurs sont inévitables ; tout le monde en fait. En faisant cela, je pourrais me libérer d'une partie de l'emprise que les autres peuvent avoir sur moi. Cela ne sert à rien d'en vouloir aux autres, on doit d'abord se réconcilier avec soi-même, voir ses qualités plutôt que ses défauts.

Apprendre à s'aimer

Dans le magnifique roman d'Albert Camus, *La Chute*, une phrase résume à elle seule tout ce chapitre : « L'homme a deux faces : il ne peut pas aimer sans s'aimer. »

Catherine Barry, *Paroles du Dalaï Lama aux femmes*
> Il faut éprouver de l'amour et de la compassion à l'égard de soi-même de façon à œuvrer à notre propre bonheur. C'est une condition indispensable pour aimer les autres et participer à leur bonheur. L'amour de soi bien fondé ne s'oppose pas à l'éthique et n'est pas non plus une forme d'égoïsme. Il nous permet simplement de nous reconnaître comme étant un être humain doté des mêmes capacités que les autres.

Gilles Azzopardi, *Manuel de manipulation*
> Quand on ne s'aime pas, on ne nous aime pas. Normal. Si vous, qui êtes censé bien vous connaître, vous ne vous trouvez pas intéressant, pourquoi voulez-vous que les autres vous trouvent attirant, sympathique ? (…) Imposer, inspirer le respect. De quoi cela dépend ? D'abord de l'estime que l'on a de soi-même.

Jacques Duquesne, *Le bonheur en 36 vertus*
> Aimer, ce n'est pas penser d'abord à soi, mais à l'autre, aux autres. Il faut pourtant s'aimer soi-même.

Jacques Salomé, *Le courage d'être soi*
>Il m'appartient d'apprendre à m'aimer pour pouvoir aimer, et ainsi ne pas rester dans le besoin impérieux ou l'exigence d'être aimé ; en acceptant par exemple l'idée que derrière toute peur se cache un désir, en reconnaissant que le pôle opposé à la peur est le désir.

Jacques Salomé, Sylvie Galland, *Si je m'écoutais je m'entendrais*
>Il y a un intérêt, une recherche de plus en plus exigeante, individuelle, personnelle, pour tenter de mieux se connaître, de mieux vivre, d'être un meilleur compagnon pour soi-même et conséquemment pour autrui. (…) C'est la tâche d'une vie que d'accéder ainsi à devenir, à être le meilleur compagnon… que je puisse avoir dans mon existence. (…) Etre un bon compagnon pour soi, ce ne sera pas vivre en autarcie relationnelle dans un univers clos, fermé à tout échange. Ce sera entrer en dialogue, en relation avec différents aspects de soi-même pour mieux se connaître, y voir plus clair et mieux s'entendre.

Jean Gastaldi, *Le petit livre pour réussir sa vie*
>Notre qualité de vie est l'étalon de notre réussite. Notre vraie fortune est celle qui nous permet d'être bien avec nous-mêmes et avec les autres, en harmonie avec tout ce qui nous environne.

Madeleine Chapsal, *Ce que m'a appris Françoise Dolto*
>Tant qu'on compte sur les autres pour être aimé, on reste leur esclave : chacun a expérimenté (…) jusqu'où peut aller la lâcheté pour continuer à être aimé ! On rampe, on se déguise (…) En revanche, si l'on apprend à s'aimer soi-même, on n'a plus besoin d'autrui pour vivre et être heureux. Et c'est là que les autres se rapprochent : ils ne seront ni englués ni dévorés !

Stephan Bodian, *Zen ! La méditation pour les nuls*
>L'amour commence avec vous-même. Sans amour, vous êtes comme quelqu'un dans le désert à côté d'un puits à sec ; vous

ne pouvez partager l'eau car vous n'en avez pas vous-même. Il se peut que votre puits ait de l'eau, mais il s'assèche toujours au moment où vous en avez le plus besoin.

Ecoutons le témoignage de Justine, journaliste, qui nous parle du complexe d'infériorité :

J'ai envie de grincer des dents quand j'entends des formules pareilles : s'aimer soi-même ! Je pense tout de suite à l'égoïsme, au nombrilisme et au narcissisme. Pourtant quand on y réfléchit bien, cette question est importante. Imaginons quelqu'un qui ne s'aime pas ou prenons un jour où tout va mal, on pense qu'on est bonne à rien, qu'on est moche etc. ! Et vivre toujours ainsi, c'est insupportable ! Il y a des personnes qui souffrent de complexe d'infériorité ou qui sont persuadées qu'elles sont indignes d'être aimées, ces gens-là font souvent mener la vie dure à leur entourage ! Pour être bien avec soi-même et avec les autres, il faut d'abord s'aimer soi-même, un peu… Pendant très longtemps, j'ignorais cela et je ne savais pas me faire plaisir. Il faut dire que j'ai grandi dans un milieu très dur. J'ai découvert l'amour de soi grâce à une amie et je dois dire que je lui en suis très reconnaissante. Quelqu'un qui s'aime, c'est d'abord une personne qui se respecte, qui reconnaît sa valeur, qui ménage sa santé et qui sait s'épargner, se protéger psychologiquement. Les gens qui ne s'aiment pas sont agressifs envers eux-mêmes, ont souvent une apparence négligée comme pour dire aux autres : « Je m'en fou de moi ! » Ils pensent qu'ils ne méritent pas mieux que ce qu'ils ont.

Bibliographie

Ajar Emile, *La vie devant soi*, Paris, Mercure de France, 1975.
Alain, *Propos sur le bonheur*, Paris, France-Loisirs, 1990.
André Christophe, Lelord François, *L'Estime de soi*, Paris, France-Loisirs, 1999.
Aristote, *Ethique à Nicomaque*, Paris, Flammarion, 1992.
Aurèle Marc, *Pensées pour moi-même*, Paris, Flammarion, 1992.
Azzopardi Gilles, *Manuel de manipulation pour obtenir (presque) tout ce que vous voulez !* Paris, Editions First, 2009.
Barry Catherine, *Paroles du Dalaï-Lama aux femmes*, Monaco, Editions du Rocher, 2009.
Benhamou Olivia, *Le Bonheur*, Paris, La Martinière, 2003.
Bensaid Catherine, *Aime-toi, la vie t'aimera*, Paris, France-Loisirs, 1992.
Bodian Stephan, *Zen ! La méditation*, Paris, First Editions, 2007.
Boisvert Jean-Marie, Beaudry Madeleine, *S'affirmer et communiquer*, Montréal, Les Editions de l'homme, 2001.
Camus Albert, *Le Mythe de Sisyphe*, Paris, Gallimard, 2007.
Carnegie Dale, *Comment se faire des amis*, Paris, Hachette, 2010.
Cavalli-Sforza Francesco et Luca, *La science du bonheur*, Paris, Odile Jacob, 1998.
Chapsal Madeleine, *Ce que m'a appris Françoise Dolto*, Paris, Fayard, 1994.
Chateaubriand (de) François René, *Mémoires d'outre-tombe*, Paris, Gallimard, 1988.
Closets (de) François, *Le bonheur en plus*, Paris, Denoël, 1973.
Comte-Sponville André, *L'être-temps*, Paris, Puf, 1999.
Comte-Sponville André, *Le bonheur désespérément*, Nantes, Pleins Feux, 2000.
Cyrulnik Boris, *Mémoire de singe et paroles d'homme*, Paris, Hachette, 1998.
Dolto Françoise, *Tout est langage*, Paris, Carrere, 1987.
Duquesne Jacques, *Le bonheur en 36 vertus*, Paris, Albin Michel, 1998.
Epictète, *Manuel*, Paris, Flammarion, 1992.
Gallo Max, *« Moi, j'écris pour agir » - Vie de Voltaire*, Paris, Fayard, 2008.
Gastaldi Jean, *Le Petit livre pour réussir sa vie*, Monaco, Editions du Rocher, 2006.
Gordon Jack, Dryden Windy, *Comment être heureux (enfin !)*, Paris, Leduc, 2007.
Guéhenno Jean, *Dernières lumières, derniers plaisirs*, Paris, Grasset, 1977.
Guénon René, *La Crise du monde moderne*, Paris, Gallimard, 1983.

Hadot Pierre, *La philosophie comme manière de vivre*, Paris, Albin Michel, 2001.
Horney Karen, *L'auto-analyse*, Paris, Gonthier, 1966.
Hourdin Georges, *Le Bonheur*, Paris, Christian de Bartillat, 1993.
Jollien Alexandre, *Eloge de la faiblesse*, Paris, Cerf, 1999.
Korff Sausse Simone, *Dialogue avec mon psychanalyste*, Paris, Hachette, 2001.
Kübler-Rosse Elisabeth, *La mort, porte de la vie*, Monaco, Editions du Rocher, 1990.
La Bruyère (de) Jean, *Caractères*, Paris, Flammarion, 2004.
Lamartine (de) Alphonse, *Méditations poétiques*, Paris, Gallimard, 1981.
La Rochefoucauld, *Maximes*, Paris, Gallimard, 2009.
Le dalaï-Lama et Howard Cutler, *L'art du bonheur*, Paris, Robert Laffont, 1998.
Lelord François, André Christophe, *La Force des émotions*, Paris, Odile Jacob, 2003.
Lipovetsky Gilles, *Le bonheur paradoxal*, Paris, Gallimard, 2006.
Mathieu Hélène, *Et vos enfants auront une personnalité bien affirmée*, Paris, Hachette, 2007.
Minchinton Jerry, *52 clés pour améliorer l'estime de soi*, Neuilly-sur-Seine, Michel Lafon, 2001.
Montaigne, *Essais*, Paris, Gallimard, 2001.
Murphy Joseph, *Exploitez la puissance de votre subconscient*, Paris, France-Loisirs, 1987.
Nabati Moussa, *Guérir son enfant intérieur*, Paris, Fayard, 2008.
Ormesson (d') Jean, *Au plaisir de Dieu*, Paris, Gallimard, 1997.
Ormesson (d') Jean, *C'était bien*, Paris, Gallimard, 2002.
Pascal, *Pensées*, Paris, Gallimard, 1993.
Perrot Philippe, *Les Pommiers sauvages*, Sayat, De Borée, 2005.
Precht David, *Qui suis-je et si je suis combien ? Voyage en philosophie*, Paris, Belfond, 2010.
Prioref Luc, *Le bonheur*, Paris, Maisonneuve Et Larose, 2000.
Proust Marcel, *A la recherche du temps perdu*, Paris, Gallimard, 2000.
Rousseau Jean-Jacques, *Emile*, Paris, Larousse, 1999.
Rousseau Jean-Jacques, *Les Confessions*, Paris, Hachette, 2002.
Rousseau Jean-Jacques, *Rêveries du promeneur solitaire*, Paris, Seuil, 1969.
Saint-Augustin, *Les Confessions*, Paris, Flammarion, 2008.
Saint-Exupéry (de) Antoine, *Terre des hommes*, Paris, Gallimard, 2000.
Sartre Jean-Paul, *Huis clos*, Paris, Gallimard, 2000.

Schopenhauer Arthur, *Aphorismes sur la sagesse dans la vie*, Paris, Puf, 2012.
Schifres Alain, *Dictionnaire amoureux du bonheur*, Paris, Plon, 2011.
Sénèque, *La vie heureuse*, Paris, Arléa, 1989.
Sénèque, *Entretiens, Lettres à Lucilius*, Paris, Robert Laffont, 2002.
Servan-Schreiber David, *Guérir*, Paris, Robert Laffont, 2003.
Versaille André, *Dictionnaire de la pensée de Voltaire par lui-même*, Paris, Complexe, 1994.
Voltaire, *Candide*, Paris, Flammarion, 2012.
Voltaire, *Dictionnaire philosophique*, Paris, Gallimard, 1994.
Voltaire, *Lettres philosophiques*, Paris, Flammarion, 2006.
Yu Dan, *Le bonheur selon Confucius, Petit manuel de sagesse universelle*, Paris, Belfond, 2009.

Table

Introduction –   5

1. Une définition impossible   6

2. La recherche du bonheur est universelle   8

3. Un bonheur pour chacun   9

4. Les différents visages du bonheur   11
    - une confusion entre le bonheur et le plaisir   11
    - le bonheur lié à la sagesse   12

5. Le bonheur impossible   14
    - l'homme, artisan de son malheur   14
    - les autres, un obstacle au bonheur ?   16
    - le bonheur de l'ailleurs   16

6. Le bonheur dans l'activité   18

7. Le bonheur dans le contentement   21

8. Le bonheur comme volonté   22

9. Le bonheur et les biens matériels   24
    - l'argent fait-il le bonheur ?   25
    - « l'argent ne fait pas le bonheur »   27
    - savoir limiter ses désirs   30

10. Le bonheur et la relation à soi-même   31
    - l'image de soi   33
    - l'estime de soi   34
    - l'acceptation de soi   36

11. Le bonheur et les relations humaines   38

12. Le bonheur et l'amitié   42

13. Le bonheur dans l'instant présent   44

14. Le bonheur et l'idée de la mort   46

15. Le bonheur conjugué au passé   48
    - le passé, mémoire des jours heureux   48
    - guérir de son passé   50
    - de la nécessité du pardon   53

16. Le bonheur dans le futur   56
    - le futur ne doit pas faire oublier l'instant présent   57

17. Le bonheur et la spiritualité   59

18. Le bonheur est en nous   61

19. Le bonheur dans la pensée   63

20. Le bonheur dans la sérénité   66

21. Un travail sur soi   67

- changer son discours intérieur   67
- ne pas se dévaloriser   69
- apprendre à s'aimer   70

Bibliographie   73

Table   77